FOOD & COOKING DATA

食事記録・栄養管理に役立つ

食べもの重量
早わかり

著者・データ作成

篠崎奈々　村上健太郎

東京大学大学院医学系研究科 社会予防疫学分野

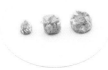

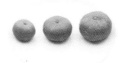
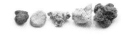

CONTENTS

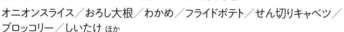

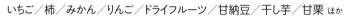

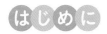

食べものの**重量**がつかめる ようになる本です

　この本は、栄養士や管理栄養士、これらの専門職を目指す学生をおもな対象として、食品の重量に関する理解を深めることを目的としています。日本人が日常的に摂取する多種多様な食品の量や形状を写真で紹介することで、読者の皆さまが食品のボリュームや重さを直感的に把握できるようにすることがこの本のおもな目標です。

　食品の重量を正確に把握することは、栄養士や管理栄養士が業務の中で日々行っている食事アセスメント、献立作成、栄養指導等を効率的かつ効果的に進める上でとても重要です。たとえば、食品の大きさの見た目から重量の目安がつけられれば、実際の食事から食品や栄養素の摂取量を把握するヒントになります。また、食品の大きさと重量の感覚をつかんでおくことで、適切な献立を立てやすくなるはずです。さらに、食事についてのアドバイスをする際に、食べる量の目安をよりわかりやすく伝えるための基礎にもなります。

　しかし、食品の外観だけでその重量を推定したり、重量から大きさを推測したりすることは容易ではありません。これは、食品の種類や状態、内部の構造によって、その密度が異なるためです。たとえば、同じ大きさのパンでも、ふわふわした軽いものと、どっしりした重いものがあります。また、レタスのように軽いけれど体積が大きな食品と、ナッツのように重いけれど体積が小さな食品では、同じ重量でもまったく異なる見た目になります。さらに、食品は形や大きさが多様で、たとえばひとくちにクッキーといっても、四角いものや丸いもの、小さいものから大きなものまで様々です。このように、一つ一つの食品が持つユニークな特性のため、食品の外観からその重量や大きさを推定するのはとても複雑な作業になります。

　本書はこのようなことをふまえつつ、栄養に携わる専門家やそれを志す方々が、専門的な知識と技術をさらに深めるための実践的なガイドとして設計しています。食品の「大きさ」と「重量」の感覚をつかむ手助けとなるように、様々な食品の大きさのバリエーションと、その重量を写真でわかりやすく示しました。食品の種類や重量は、日本人を対象とした丁寧な食事調査のデータに基づいています。詳細は巻末(p.240)にありますが、日本人成人644人の食事記録データを解析して、様々な食品や料理が食べられた回数や合計重量などから、日本人がよく食べる食品を特定し、収載しました。

　読者の皆さまがこの本を通じて、食品の重量と栄養成分値に対する理解を深めることに役立つよう願っています。

篠崎奈々

重量感覚が身につくだけではなく…

本書には様々な活用方法があります。

管理栄養士が栄養指導を行う際に、適切な食事量を伝えるための具体的な視覚資料として利用できます。食品のボリュームや重さを具体的に示すことで、指導の効果を高めることが期待されます。

個々の栄養ニーズに合わせた食事計画を立てる際にも、食品の具体的な量を示すことで、目指す量がよりわかりやすくなります。いわば、フードモデルの代用としての実践的なツールとして機能するといえるでしょう。

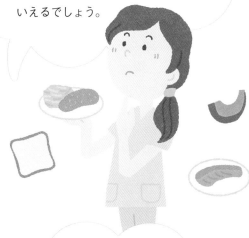

食品の重量の視覚的理解を深め、レシピに書かれている食材の重量がどの程度かをより正確に把握できるようになることで、誤った量を使用するミスを減らすことができ、より適切な献立作成につながります。

さらに、食事の写真や実物の食事などを見て、おおよその食品や栄養素の摂取量を把握することができます。

本書の構成と見方

Part 1〜11では…

様々な食品の大きさと重量を
写真で示しています。

Part 12では…

飲み物の量を理解する手助けとなるように、
グラスや紙パックなど、異なるタイプの
飲料容器の高さや容量を紹介しています。

写真の重量

調査に基づく、**日本人**が
よく**食べる量**の範囲です

連続写真に収められた食品の重量は、
食事調査(p.9)のデータをもとに、日
本人が各食品を1回の食事で食べる量
を調べて決定しました。

↓

連続写真 に収められた食品の重量 (p.8) へ

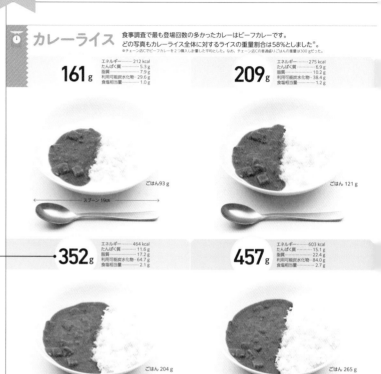

カレーライス

食事調査で最も登場回数の多かったカレーはビーフカレーです。
どの写真もカレーライス全体に対するライスの重量割合は58%としました※。
※チェーン店でビーフカレーを2つ購入し計量した平均とした。なお、チェーン店の普通盛りごはんの重量は300 gだった。

161 g
エネルギー……212 kcal
たんぱく質……5.3 g
脂質……7.9 g
利用可能炭水化物……29.6 g
食塩相当量……1.0 g

ごはん93 g

スプーン 19cm

209 g
エネルギー……275 kcal
たんぱく質……6.9 g
脂質……10.2 g
利用可能炭水化物……38.4 g
食塩相当量……1.2 g

ごはん 121 g

352 g
エネルギー……464 kcal
たんぱく質……11.6 g
脂質……17.2 g
利用可能炭水化物……64.7 g
食塩相当量……2.1 g

ごはん 204 g

457 g
エネルギー……603 kcal
たんぱく質……15.1 g
脂質……22.4 g
利用可能炭水化物……84.0 g
食塩相当量……2.7 g

ごはん 265 g

46

食品の写真の見方

撮影された食品は、筆者らが都内のスーパーマー
ケットやコンビニエンスストア、飲食店などで売られ
ている商品から、重量を示すために選んだものです
(2021年7月〜2022年3月購入)。**写真はあくまで全
体の量や見た目を把握するためのものであり、食材量
と栄養成分値はその食品の重量における一般的な数
値ととらえてください。**

カトラリーとの比較で
写真の食べものの重量を推し量ってみてください

写真には、実際の食事シーンを想定して、箸やスプー
ン、フォークなどのカトラリーを配置しています。食品
の大きさや量の見当をつけるための目安にしてください。

カレーライスやマヨネーズなど一定の形や量が決まっていない食品については、重量が徐々に増えていく様子を5つまたは7つの連続的な写真で示しました。

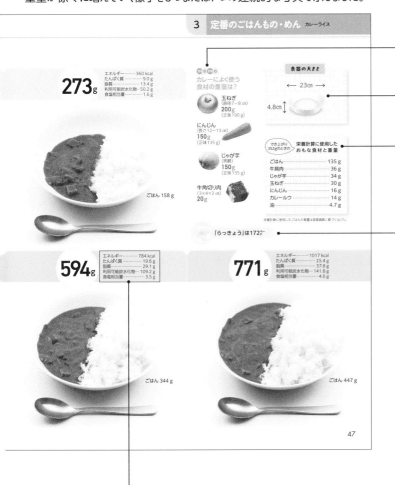

273g

エネルギー ……… 360 kcal
たんぱく質 ………… 9.0 g
脂質 ……………… 13.4 g
利用可能炭水化物 · 50.2 g
食塩相当量 ………… 1.6 g

ごはん 158 g

594g

エネルギー ……… 784 kcal
たんぱく質 ……… 19.6 g
脂質 …………… 29.1 g
利用可能炭水化物 · 109.2 g
食塩相当量 ……… 3.5 g

ごはん 344 g

771g

エネルギー ……… 1017 kcal
たんぱく質 ……… 25.4 g
脂質 …………… 37.8 g
利用可能炭水化物 · 141.8 g
食塩相当量 ……… 4.6 g

ごはん 447 g

memo
カレーによく使う
食材の重量は？

玉ねぎ
（直径7〜8 cm）
200g
（正味190 g）

にんじん
（長さ12〜13 cm）
150g
（正味135 g）

じゃが芋
（中1個）
150g
（正味135 g）

牛角切り肉
（3×4×2 cm）
20g

食器の大きさ
← 23cm →
4.8cm

でき上がり
352gのときの
栄養計算に使用した
おもな食材と重量

ごはん	135 g
牛肩肉	36 g
じゃが芋	34 g
玉ねぎ	30 g
にんじん	16 g
カレールウ	14 g
油	4.7 g

※栄養計算に使用したごはんの重量は各写真欄に、その他はここに記入。

「らっきょう」は172ᵖ

memo
献立作成の参考になるお役立ち情報も！

器の大きさや深さ。なお、器は種類を限定し、その中で量を示すのに適したものに盛って撮影しています。

連続写真の4番目（掲載している写真が5枚のときは3番目）にあたるでき上がり重量の栄養計算に使用したおもな食材と重量を掲載しています。

いっしょに組み合わせることの多い食品などのページを紹介。

47

本書の栄養成分値と数値の表記方法

　各写真に添えている栄養成分値（エネルギー、たんぱく質、脂質量など）や、「おもな食材と重量」は、食事調査（p.9）の食事記録データに登場した各料理の平均的な食材の構成をもとに決定しました（一部の食品の栄養成分値については、市販の料理に関する書籍やレシピサイトも参考にしました）。そのため、写真に収められている内容と一致しません。

・栄養計算には「日本食品標準成分表2020年版（八訂）」および「日本食品標準成分表（八訂）増補2023年」を使用しました（以下合わせて「八訂」と記載）。
・料理の食材重量や栄養成分値の算出にあたっては、調理による食材の重量変化や、栄養素の損失も考慮しました。
・廃棄部位があるものは口に入る重量で算出しています。
・八訂において複数の成分項目が公表されているエネルギーおよびエネルギー産生成分については、以下の成分値を掲載しています。
　　エネルギー：八訂の「エネルギー」
　　たんぱく質：八訂の「たんぱく質」（七訂と同様の方法による成分値）
　　脂質：八訂の「脂質」（七訂と同様の方法による成分値）
　　利用可能炭水化物：「利用可能炭水化物（質量計）」（これが未測定あるいは妥当でない場合には「差引き法による利用可能炭水化物」）
・数値のすべての重量や栄養成分値は、表示している1つ下のケタで四捨五入しました。重量は、10 g以上は整数で、10 g未満は小数第1位で示しました。栄養成分値は、四捨五入前の重量で算出したのち四捨五入したので、表示している重量で計算すると見た目上ズレが生じている場合があります。

連続写真 に収められた食品の重量

連続写真に収められた食品の重量は、食事調査に基づき、日本人が1回の食事で食べる量を調べて決定しました。

まず、1回の食事で摂取された食品の重量を小さいものから大きいものまで並べ、下から5%の位置（5パーセンタイル値）にある量を一番小さい重量とし、上から5%の位置（95パーセンタイル値）にある量を一番大きい重量として設定しました。次に、2～6番目の各重量を、分量が1つ大きくなるごとに増える重量の割合が等間隔になるように決めました。重量の増加割合を等間隔にする理由は、私たちの視覚が物体に対して対数的に反応するためです。これは、写真間の重量増加が一定のグラム数で表された場合（例：10 g刻み）、重い重量を写した2枚の写真間の差（例：60 gと70 gで＋17%）は、軽い重量を写した

2枚の写真間の差（例：10 gと20 gで＋100%）よりも、識別しにくいことを意味します[1]。

このように設定することで、食べる量が少ない人の量から多い人の量まで、実際に近い量を把握しやすくなると考えられます。

カレーライスは7つすべての連続写真を示していますが、5つの連続写真で示している食品が多くあります。その場合、掲載されているのは1、3、4、5、7番目にあたる写真です（ただし、たとえば小ぶりな茶わんに盛られた白飯など、7番目の重量まで写真を撮影できなかったものもあります）。

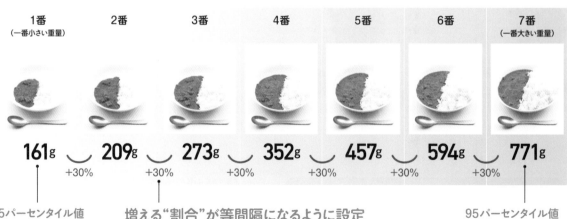

1番 (一番小さい重量)	2番	3番	4番	5番	6番	7番 (一番大きい重量)
161g	**209**g	**273**g	**352**g	**457**g	**594**g	**771**g
	+30%	+30%	+30%	+30%	+30%	+30%

5パーセンタイル値
1回の食事で摂取された食品の重量を小さいものから大きいものまで並べ、下から5の位置にある量。

増える"割合"が等間隔になるように設定
もしも一定のg数で等間隔になるようにし、たとえば、100 g、200 g、300 g、400 g、500 g、600 g、700 gと並べたら100 gと200 gの差は感じやすいが、600 gと700 gの差は感じにくい。上記のように示したほうが、食べた量は把握しやすい。

95パーセンタイル値
1回の食事で摂取された食品の重量を小さいものから大きいものまで並べ、上から5の位置にある量。

1) Foster E, A, Barton KL, Stamp E, et al. Development of food photographs for use with children aged 18 months to 16 years: Comparison against weighed food diaries - The Young Person's Food Atlas (UK). PLoS One. 2017; 12 :e0169084.

２ 輪郭がはっきりとしている食品

バナナやクッキーなど輪郭が
はっきりしている食品については、
その種類の中で形や大きさが異なる
様々な商品を一枚の写真に収めました。

100 gあたりの栄養成分値と、「写真に写って
いる食品の重量」もしくは「写真に写っている
食品の重量の見当がつけやすい重量」の栄養
成分値を掲載しています。なお、栄養成分値
の算出方法については、📖(p.7)と同じです。

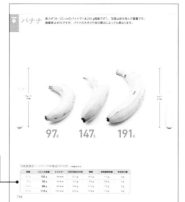

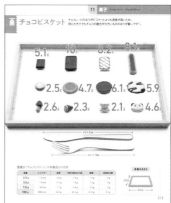

データベースと参考文献

本書のデータのベースは以下の論文に基づきます
（p.204参照）。

●ベースとしている食事調査の文献

Murakami K, Sasaki S, Takahashi Y, et al. Reproducibility and relative validity of dietary glycaemic index and load assessed with a self-administered diet-history questionnaire in Japanese adults. Br J Nutr 2008;99:639-48.

Asakura K, Uechi K, Sasaki Y, et al. Estimation of sodium and potassium intakes assessed by two 24 h urine collections in healthy Japanese adults: a nationwide study. Br J Nutr 2014;112:1195-205.

●画像データベースの開発をまとめた文献

Shinozaki N, Murakami K, Asakura K, et al. Development of a digital photographic food atlas as a portion size estimation aid in Japan. Nutrients 2022;14:2218.

食事調査に役立つポーションサイズ（1回
摂取量）のデータベースを作るために、
多くの方にご協力いただき実際に食べた
個々の食品や料理の量をできるだけ詳し
く記録したデータをまとめたものです。

栄養成分値、廃棄率、調理による重量変化率、食品説明について

●ことわりのない限り、「日本食品標準成分表（八訂）」（食品成分表
に収載されている食品・料理の成分値は増補2023年、収載されて
いない料理の成分値は2020年版）に基づき算出・引用しています。

　「日本食品標準成分表2020年版（八訂）」（文部科学省）

　「日本食品標準成分表（八訂）増補2023年」（文部科学省）

●本文中にa）、b）、c）を添えているものは、下記を引用または
参考にしていることを示しています。

　a）『食品の栄養とカロリー事典 第3版』
　　　（奥嶋佐知子 女子栄養大学調理学研究室准教授/監修 女子栄養大学
　　　出版部、2022年）
　　　memoにある食材のほか一般的な重量の目安を中心に引用あるいは参
　　　考にしています。

　b）『調理のためのベーシックデータ 第6版』
　　　（女子栄養大学調理学研究室、女子栄養大学短期大学部調理学研究室
　　　/監修 女子栄養大学出版部、2022年）
　　　成分表に記載のない重量変化率や吸油率を中心に参考にしています。
　　　一部一般的な重量も参考にしています。

　c）Food Standards Australia New Zealand. AUSNUT 2011-13 Food
　　　Measures Database File. Canberra, ACT: FSANZ (2014). https://
　　　www.foodstandards.gov.au/science-data/monitoringnutrients/
　　　ausnut/ausnutdatafiles/foodmeasures (accessed February 10,
　　　2024).
　　　オーストラリア健康調査 (Australian Health Survey: AHS) で使用さ
　　　れている、食品および飲料の重量や密度のデータベースです。これに
　　　基づき食品の密度に関する記述をしています。

〈その他〉

●一般的なレシピについては、Googleでその料理を検索し、上位に出てきたレシピサイトを参
　考にしています。

●市販品の情報については、通販大手のAmazonや、メーカーのサイト検索で得られた情報を
　参考にしています。

●特定の産地の食品や生鮮食品の情報については、産地や業界のサイトも参考にしています。

●食品の定義は食品成分表の資料を参考にしていますが、各種事典も参考にしています。

9

実寸の65%大カトラリー

本書は、カトラリーとの大きさの比較で重量感をつかめるように構成しています。
150%に拡大コピーすると本書の写真に写っているカトラリーとほぼ同じ大きさになります。
栄養指導などに適宜ご活用ください。

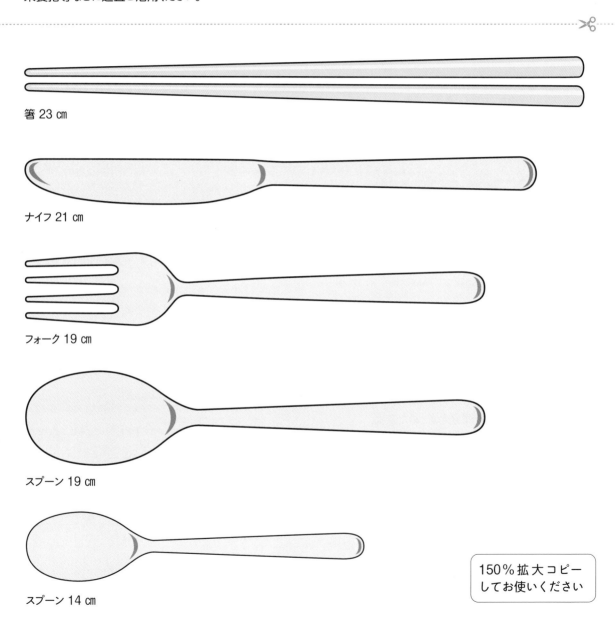

箸 23 cm

ナイフ 21 cm

フォーク 19 cm

スプーン 19 cm

スプーン 14 cm

150%拡大コピー
してお使いください

Part 1

ごはん・パン・シリアル

For example

このごはんの
重量をつかむには…

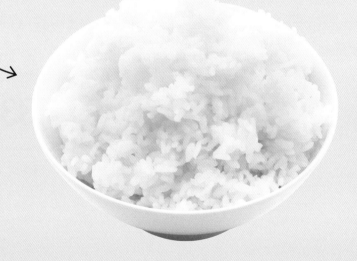

→12ページを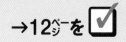

茶わんの大きさによる見え方の違いにも注目！

白飯 大ぶりな茶わん

茶わんの大きさや形状によって、盛られたごはんの量の見た目は変わります。
下段の小ぶりな茶わんのものと量感を比べてみてください。

60g
エネルギー………… 93 kcal
たんぱく質 ………… 1.5 g
脂質……………… 0.2 g
利用可能炭水化物… 20.7 g
食塩相当量………… 0 g

102g
エネルギー………… 160 kcal
たんぱく質 ………… 2.6 g
脂質……………… 0.3 g
利用可能炭水化物… 35.4 g
食塩相当量………… 0 g

133g
エネルギー………… 208 kcal
たんぱく質 ………… 3.3 g
脂質……………… 0.4 g
利用可能炭水化物… 46.2 g
食塩相当量………… 0 g

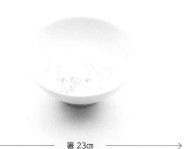
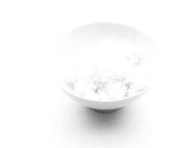
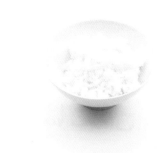

← 箸 23㎝ →

白飯 小ぶりな茶わん

米飯は食物繊維の重要な供給源です。
米100 gあたりの食物繊維含有量は、精白米では0.5 g、玄米では3.0 gです。

60g
エネルギー………… 93 kcal
たんぱく質 ………… 1.5 g
脂質……………… 0.2 g
利用可能炭水化物… 20.7 g
食塩相当量………… 0 g

102g
エネルギー………… 160 kcal
たんぱく質 ………… 2.6 g
脂質……………… 0.3 g
利用可能炭水化物… 35.4 g
食塩相当量………… 0 g

133g
エネルギー………… 208 kcal
たんぱく質 ………… 3.3 g
脂質……………… 0.4 g
利用可能炭水化物… 46.2 g
食塩相当量………… 0 g

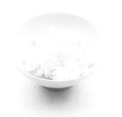
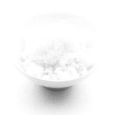
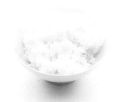

← 箸 23㎝ →

食器の大きさ
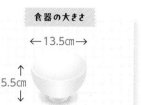
← 13.5cm →
↑ 5.5cm ↓

174g
エネルギー········· 271 kcal
たんぱく質··········· 4.3 g
脂質·················· 0.5 g
利用可能炭水化物·· 60.1 g
食塩相当量············ 0 g

296g
エネルギー········· 461 kcal
たんぱく質··········· 7.4 g
脂質·················· 0.9 g
利用可能炭水化物·· 102.3 g
食塩相当量············ 0 g

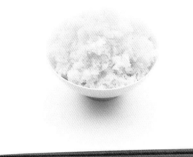

memo
米飯の摂取量を
把握するということ

　米は朝食、昼食、夕食のどの食事にも頻繁に登場し[1]、エネルギーや炭水化物[2]、カリウム(p.193)などの主要な供給源となっています。そのため、食事調査では米飯の摂取量を正確に把握することは非常に重要といえます。

　この書籍で使用している写真のごはんは、一般的なうるち米の白米を30分ほど水に浸してから炊飯器で炊いたものです。そして、上部が広がり放射状に開いた、比較的浅い形の茶わんに盛りました。米飯の見た目の量は、米の種類、水の割合、調理法、食器の形、盛りつけ方によっても大きく異なります。

　したがって、摂取量をできるだけ正確に知るためには、食品を計量するのが最適な方法といえます。たとえば、普段使用している茶わん1杯分のごはんを量るだけでも、摂取量の把握に役立ちます。計量が難しいときには、このような写真やフードモデルを用いて量を見積もる方法が手軽で、世界各国で食事調査に広く用いられています[3]。

1) Murakami K, et al. J Nutr 2017;147:2093-101.
2) 厚生労働省 (2020). 令和元年国民健康・栄養調査報告.
3) Amoutzopoulos B, et al. Nutr Rev 2020;78:885-900.

174g
エネルギー········· 271 kcal
たんぱく質··········· 4.3 g
脂質·················· 0.5 g
利用可能炭水化物·· 60.1 g
食塩相当量············ 0 g

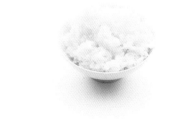

食器の大きさ
← 11.5cm →
↑ 5cm ↓

レトルトごはんパック

150 gのレトルトごはんは小ぶりな茶わん1杯分に相当し、200 gの
レトルトごはんは大ぶりな茶わん1杯分と考えられます(p.12-13)。

150g **200g** **250g**

100g **120g** **180g** **180g**

重量別「ごはん」の栄養成分の目安

重量	エネルギー	たんぱく質	脂質	利用可能炭水化物	食塩相当量
100 g	156 kcal	2.5 g	0.3 g	34.6 g	0 g
120 g	187 kcal	3.0 g	0.4 g	41.5 g	0 g
180 g	281 kcal	4.5 g	0.5 g	62.3 g	0 g
250 g	390 kcal	6.3 g	0.8 g	86.5 g	0 g

もち

市販されている標準的な形の切りもち1個（約50 g）のエネルギー量は、
小ぶりな茶わんに軽く1杯（約72 g）盛ったごはんのエネルギー量とほぼ同じです。

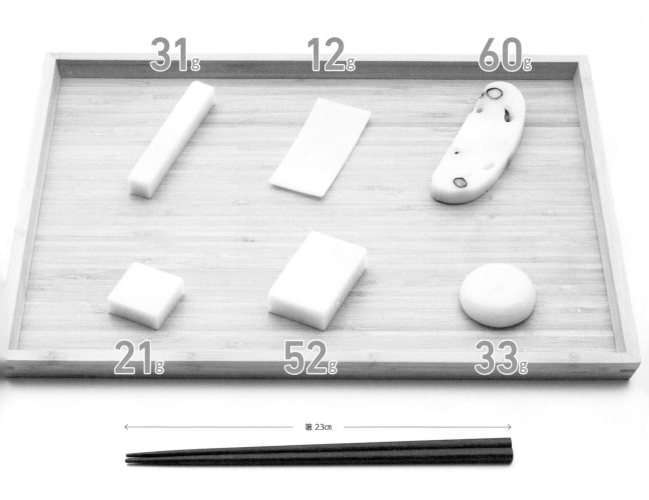

箸 23cm

重量別「もち」の栄養成分の目安

重量	エネルギー	たんぱく質	脂質	利用可能炭水化物	食塩相当量
20 g	45 kcal	0.8 g	0.1 g	10.2 g	0 g
30 g	67 kcal	1.2 g	0.2 g	15.2 g	0 g
50 g	112 kcal	2.0 g	0.3 g	25.4 g	0 g
100 g	223 kcal	4.0 g	0.6 g	50.8 g	0 g

食器の大きさ

30cm ／ 40cm

おにぎり

おにぎりの重量は、具材やサイズによって変わります。コンビニエンスストアで販売されている標準的なサイズのおにぎりは、写真の103 gと111 gのものです。

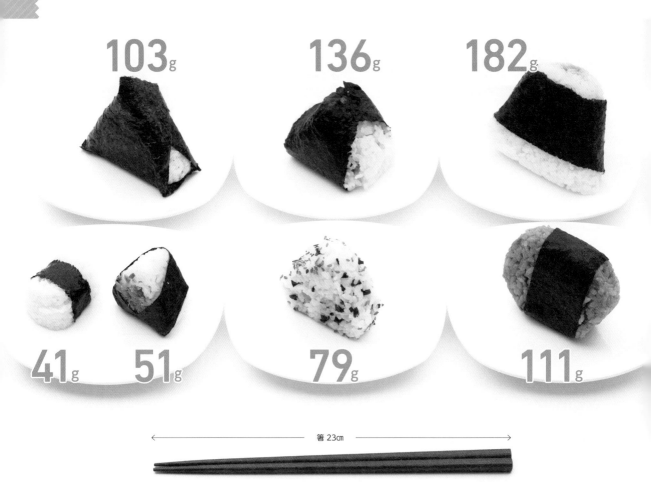

103g 136g 182g
41g 51g 79g 111g

箸 23cm

重量別「辛子明太子おにぎり」で見る「おにぎり」の栄養成分の目安

重量	エネルギー	たんぱく質	脂質	利用可能炭水化物	食塩相当量
40 g	63 kcal	1.7 g	0.2 g	13.5 g	0.3 g
55 g	86 kcal	2.3 g	0.3 g	18.5 g	0.4 g
100 g	157 kcal	4.2 g	0.5 g	33.7 g	0.8 g
180 g	283 kcal	7.6 g	0.9 g	60.7 g	1.5 g

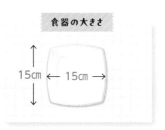

食器の大きさ

15cm ← 15cm →

写真の7種のおにぎり100 gあたりの食塩相当量の平均は0.5 g

巻きずし

巻きずしの重さは、形状やサイズ、使用されるごはんの量によって異なります。
太巻き1本の重さは約450 gで、その中には約300 gのごはんが含まれています[b]。

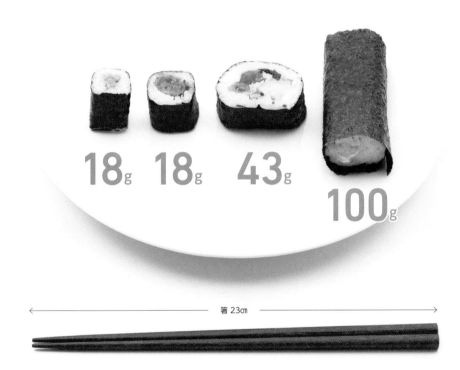

箸 23㎝

重量別「巻きずし」の栄養成分の目安

重量	エネルギー	たんぱく質	脂質	利用可能炭水化物	食塩相当量
20 g	29 kcal	0.8 g	0.2 g	6.0 g	0.2 g
30 g	44 kcal	1.1 g	0.2 g	8.9 g	0.3 g
50 g	74 kcal	1.9 g	0.4 g	14.9 g	0.4 g
100 g	147 kcal	3.8 g	0.8 g	29.8 g	0.9 g

食器の大きさ

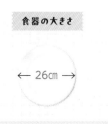

← 26㎝ →

サンドイッチ

栄養成分は食パンを使用したサンドイッチの場合の目安です。パンの部分に
クロワッサンを使用した場合、エネルギー量や脂質量がより高くなるでしょう。

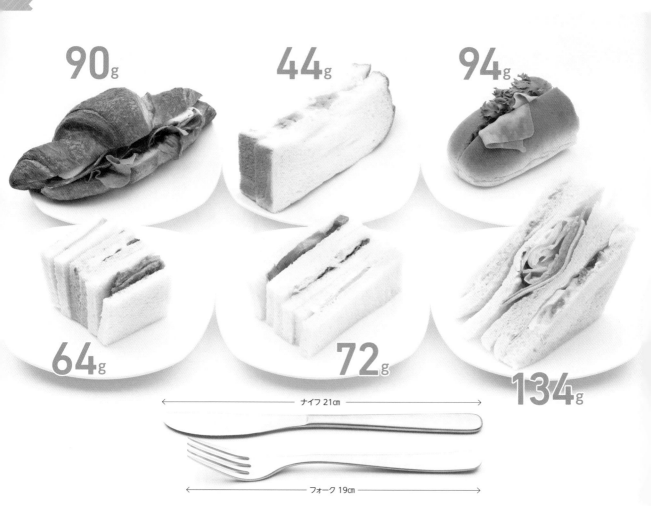

90g

44g

94g

64g

72g

134g

ナイフ 21cm

フォーク 19cm

重量別「サンドイッチ」の栄養成分の目安

重量	エネルギー	たんぱく質	脂質	利用可能炭水化物	食塩相当量
45 g	101 kcal	4.1 g	4.5 g	10.7 g	0.5 g
70 g	158 kcal	6.4 g	7.1 g	16.7 g	0.7 g
100 g	225 kcal	9.2 g	10.1 g	23.8 g	1.1 g
130 g	293 kcal	12.0 g	13.1 g	30.9 g	1.4 g

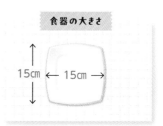

食器の大きさ

15cm 15cm

ハンバーガー

上の2つは大きいサイズとして売られているものです。下左はフィッシュバーガー、下中央はチーズバーガーで同じような大きさですが、重量に差があります。

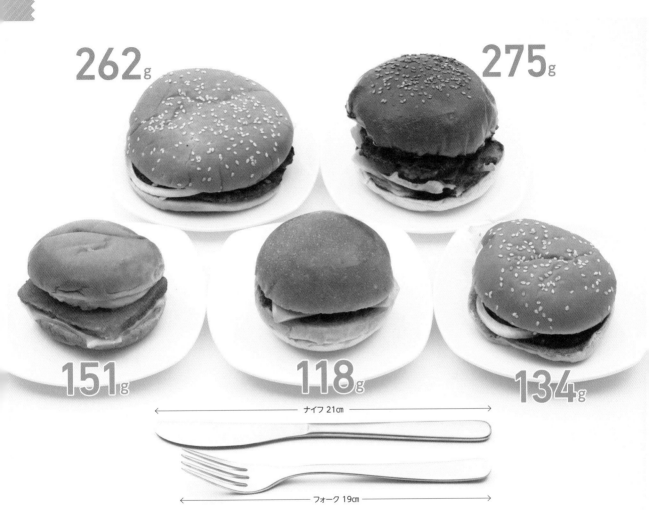

262g

275g

151g

118g

134g

ナイフ 21cm

フォーク 19cm

重量別「ハンバーガー」の栄養成分の目安

重量	エネルギー	たんぱく質	脂質	利用可能炭水化物	食塩相当量
100 g	296 kcal	13.4 g	16.3 g	23.4 g	1.3 g
130 g	385 kcal	17.4 g	21.2 g	30.4 g	1.7 g
150 g	444 kcal	20.1 g	24.5 g	35.1 g	2.0 g
280 g	829 kcal	37.5 g	45.6 g	65.5 g	3.7 g

食器の大きさ

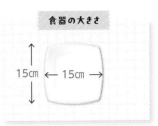

15cm ← 15cm →

ウインナーパン

右下のパンと上のパンは、見た目が異なるものの、
重量にはあまり差がありません。

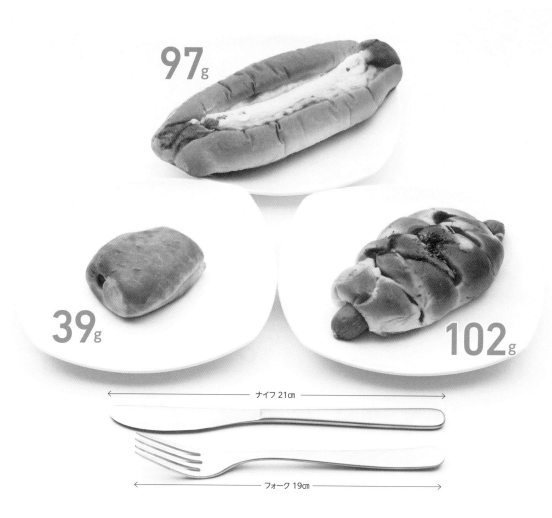

97g

39g

102g

ナイフ 21cm

フォーク 19cm

重量別 「ウインナーパン」 の栄養成分の目安

重量	エネルギー	たんぱく質	脂質	利用可能炭水化物	食塩相当量
40 g	134 kcal	4.2 g	7.5 g	12.1 g	0.6 g
60 g	200 kcal	6.3 g	11.3 g	18.1 g	1.0 g
80 g	267 kcal	8.4 g	15.0 g	24.2 g	1.3 g
100 g	334 kcal	10.5 g	18.8 g	30.2 g	1.6 g

食器の大きさ

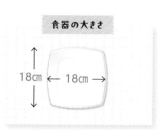

18cm 18cm

ピザ

ピザの直径は、重量が軽いものからそれぞれ、13.5 ㎝、22 ㎝、32 ㎝、40 ㎝です。
左下のピザは小さめの冷凍ピザで、右上のピザは宅配ピザです。

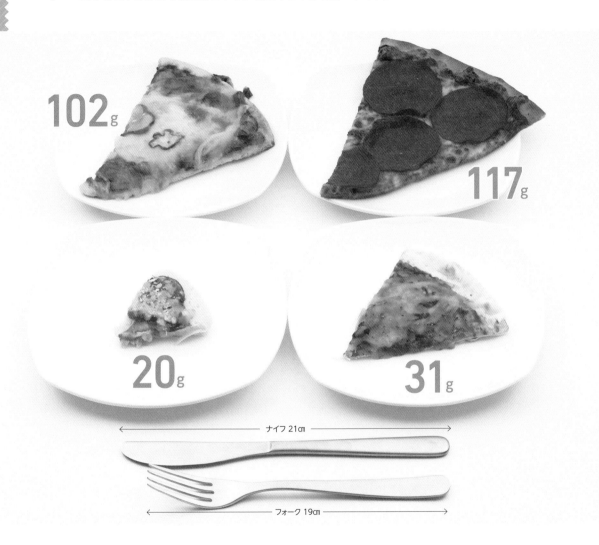

102g

117g

20g

31g

ナイフ 21㎝

フォーク 19㎝

重量別「ピザ」の栄養成分の目安

重量	エネルギー	たんぱく質	脂質	利用可能炭水化物	食塩相当量
20 g	52 kcal	2.5 g	2.1 g	5.7 g	0.4 g
30 g	79 kcal	3.7 g	3.2 g	8.6 g	0.5 g
100 g	262 kcal	12.3 g	10.5 g	28.7 g	1.8 g
120 g	314 kcal	14.8 g	12.6 g	34.4 g	2.1 g

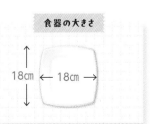

食器の大きさ

18㎝　←　18㎝　→

食パン

食パンは形状や具材の有無によって重さが変わります。
全粒粉パンと普通の食パンでは密度が同じなので、重さは変わりません[c]。

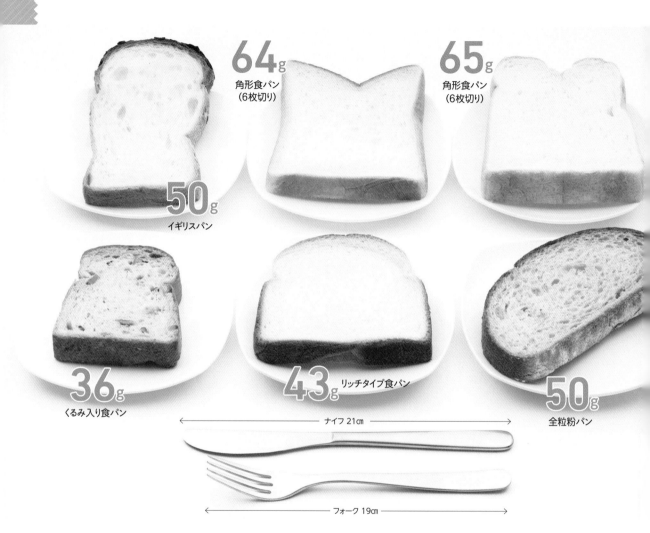

64g
角形食パン
（6枚切り）

65g
角形食パン
（6枚切り）

50g
イギリスパン

36g
くるみ入り食パン

43g リッチタイプ食パン

50g
全粒粉パン

ナイフ 21㎝

フォーク 19㎝

種類別重量順「食パン」の栄養成分の目安

食品名	重量	エネルギー	たんぱく質	脂質	利用可能炭水化物	食塩相当量
くるみ入り食パン	36 g	104 kcal	2.9 g	4.5 g	12.4 g	0.3 g
リッチタイプ食パン	43 g	110 kcal	3.4 g	2.6 g	18.4 g	0.4 g
全粒粉パン	50 g	125 kcal	3.9 g	2.8 g	19.8 g	0.5 g
イギリスパン	50 g	123 kcal	3.9 g	1.7 g	22.3 g	0.6 g
角形食パン	64 g	158 kcal	5.7 g	2.6 g	28.2 g	0.8 g
角形食パン	65 g	160 kcal	5.7 g	2.6 g	28.5 g	0.8 g

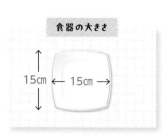

食器の大きさ

15cm ← 15cm →

1斤360g[※] の場合

※包装食パン1個の重量が340g以上のものについて1斤と認められる（包装食パンの表示に関する公正競争規約）。

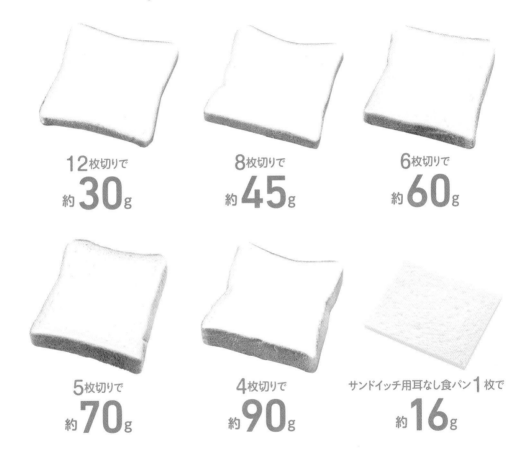

12枚切りで
約**30**g

8枚切りで
約**45**g

6枚切りで
約**60**g

5枚切りで
約**70**g

4枚切りで
約**90**g

サンドイッチ用耳なし食パン1枚で
約**16**g

重量別「（角形）食パン」の栄養成分の目安

重量	エネルギー	たんぱく質	脂質	利用可能炭水化物	食塩相当量
30 g	74 kcal	2.7 g	1.2 g	13.3 g	0.4 g
45 g	112 kcal	4.0 g	1.8 g	19.9 g	0.5 g
70 g	174 kcal	6.2 g	2.9 g	30.9 g	0.8 g
100 g	248 kcal	8.9 g	4.1 g	44.2 g	1.2 g

マーガリン

マーガリンは小さじ1で4 g、大さじ1で12 gですa)。
ホテルの朝食などで提供される個包装のマーガリンは8 g程度のものが多いようです。

2.0g
- エネルギー········ 14 kcal
- たんぱく質··········· 0 g
- 脂質··············1.7 g
- 利用可能炭水化物··· 0 g
- 食塩相当量··········· 0 g

4.3g
- エネルギー········ 31 kcal
- たんぱく質··········· 0 g
- 脂質··············3.6 g
- 利用可能炭水化物··· 0 g
- 食塩相当量········0.1 g

6.3g
- エネルギー········ 45 kcal
- たんぱく質··········· 0 g
- 脂質··············5.2 g
- 利用可能炭水化物··0.1 g
- 食塩相当量········0.1 g

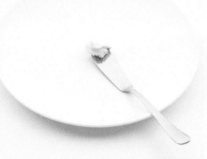 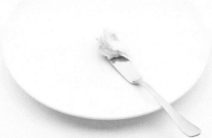 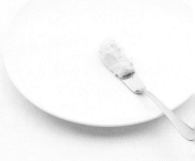

マーガリンと食パン

上の各写真の重量のマーガリンを6枚切りの食パン(64 g)に
塗ったときの見た目と栄養成分値です。

66g
- エネルギー········ 173 kcal
- たんぱく質········· 5.7 g
- 脂質··············4.3 g
- 利用可能炭水化物·28.2 g
- 食塩相当量········0.8 g

68g
- エネルギー········ 189 kcal
- たんぱく質········· 5.7 g
- 脂質··············6.2 g
- 利用可能炭水化物·28.2 g
- 食塩相当量········0.8 g

70g
- エネルギー········ 203 kcal
- たんぱく質········· 5.7 g
- 脂質··············7.9 g
- 利用可能炭水化物·28.3 g
- 食塩相当量········0.8 g

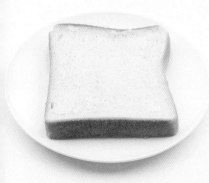 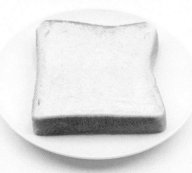 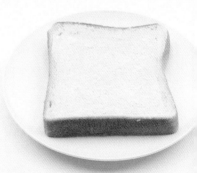

← 19cm →

9.3g

エネルギー	66 kcal
たんぱく質	0 g
脂質	7.7 g
利用可能炭水化物	0.1 g
食塩相当量	0.1 g

20g

エネルギー	143 kcal
たんぱく質	0.1 g
脂質	16.6 g
利用可能炭水化物	0.2 g
食塩相当量	0.3 g

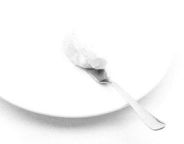

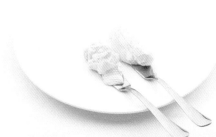

memo

**マーガリンとバターの成分値を
小さじ1で比べると…?**

バターはマーガリンに比べてエネルギー量や脂質量はほぼ同じですが、構成脂肪酸が異なります。

小さじ1（4 g）あたりの栄養成分値

	マーガリン（家庭用有塩）	有塩バター
エネルギー	29 kcal	28 kcal
脂質	3.3 g	3.2 g
脂肪酸のトリアシルグリセロール当量	3.2 g	3.0 g
飽和脂肪酸	0.92 g	2.02 g
一価不飽和脂肪酸	1.57 g	0.72 g
n-3系多価不飽和脂肪酸	0.05 g	0.01 g
n-6系多価不飽和脂肪酸	0.47 g	0.07 g
コレステロール	0 mg	8 mg

73g

エネルギー	225 kcal
たんぱく質	5.7 g
脂質	10.3 g
利用可能炭水化物	28.3 g
食塩相当量	0.9 g

84g

エネルギー	301 kcal
たんぱく質	5.8 g
脂質	19.2 g
利用可能炭水化物	28.4 g
食塩相当量	1.0 g

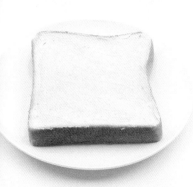

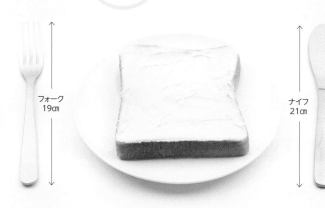

フォーク
19cm

ナイフ
21cm

いちごジャム

ジャムは、果物の種類によらず、小さじ1で7 g、大さじ1で21 gです[a]。

3.0g
エネルギー………… 8 kcal
たんぱく質 ……………… 0 g
脂質………………………… 0 g
利用可能炭水化物…1.9 g
食塩相当量 ……………… 0 g

6.5g
エネルギー………… 16 kcal
たんぱく質 ……………… 0 g
脂質………………………… 0 g
利用可能炭水化物…4.1 g
食塩相当量 ……………… 0 g

9.5g
エネルギー………… 24 kcal
たんぱく質 ……………… 0 g
脂質………………………… 0 g
利用可能炭水化物…5.9 g
食塩相当量 ……………… 0 g

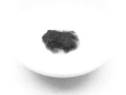
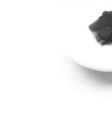
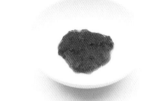

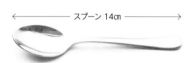
スプーン 14㎝
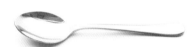
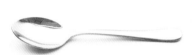

いちごジャムと食パン

上の各写真の重量のジャムを6枚切りの食パン(64 g)に塗ったときの見た目と栄養成分値です。

67g
エネルギー………… 166 kcal
たんぱく質 …………… 5.7 g
脂質……………………… 2.6 g
利用可能炭水化物… 30.1 g
食塩相当量 …………… 0.8 g

71g
エネルギー………… 174 kcal
たんぱく質 …………… 5.7 g
脂質……………………… 2.6 g
利用可能炭水化物… 32.3 g
食塩相当量 …………… 0.8 g

74g
エネルギー………… 182 kcal
たんぱく質 …………… 5.7 g
脂質……………………… 2.6 g
利用可能炭水化物… 34.1g
食塩相当量 …………… 0.8 g

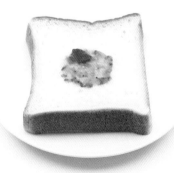
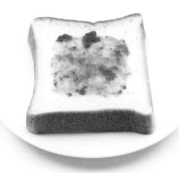
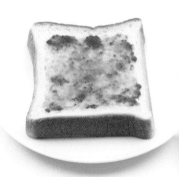

食器の大きさ 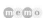 ← 11cm → / 2.4cm

14g

エネルギー･･･････ 35 kcal
たんぱく質 ･･･････0.1 g
脂質･･･････････････ 0 g
利用可能炭水化物･･8.7 g
食塩相当量･･･････････ 0 g

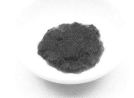

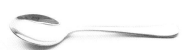

30g

エネルギー･･･････ 75 kcal
たんぱく質 ･･･････ 0.1 g
脂質･･･････････････ 0 g
利用可能炭水化物･･ 18.7 g
食塩相当量･･･････････ 0 g

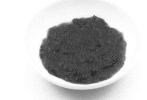

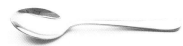

糖類にも注目！

利用可能炭水化物のうち、単糖類と二糖
類を合わせたものが糖類です。虫歯や肥
満のリスクを高めることで知られていま
す。いちごジャムに含まれる量は以下の
とおりです。

写真重量別「いちごジャム」の糖類

重量	糖類
3.0 g	1.9 g
6.5 g	4.1 g
9.5 g	5.9 g
14 g	8.7 g
30 g	18.7 g

ジャムは重量の半分以上が
糖類の重量ですね

食器の大きさ ← 19cm →

78g

エネルギー･･･････ 193 kcal
たんぱく質 ･･･････ 5.7 g
脂質･･･････････････ 2.6 g
利用可能炭水化物･･ 36.9 g
食塩相当量･･･････････ 0.8 g

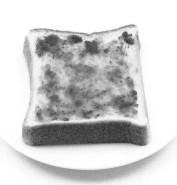

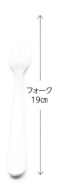

フォーク
19cm

94g

エネルギー･･･････ 233 kcal
たんぱく質 ･･･････ 5.8 g
脂質･･･････････････ 2.6 g
利用可能炭水化物･･ 46.9 g
食塩相当量･･･････････ 0.8 g

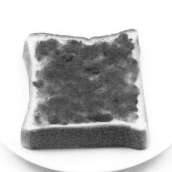

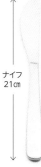

ナイフ
21cm

ロールパン

ロールパンは、パン生地を巻いて成形した小型のパンです。トーストすると水分が蒸発するため、重量が軽くなります[c]。

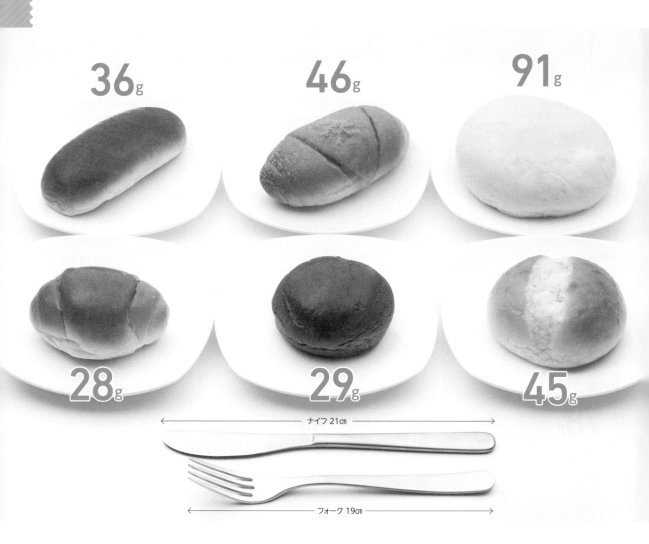

36g

46g

91g

28g

29g

45g

ナイフ 21cm

フォーク 19cm

重量別「ロールパン」の栄養成分の目安

重量	エネルギー	たんぱく質	脂質	利用可能炭水化物	食塩相当量
30 g	93 kcal	3.0 g	2.7 g	14.6 g	0.4 g
35 g	108 kcal	3.5 g	3.2 g	17.0 g	0.4 g
45 g	139 kcal	4.5 g	4.1 g	21.9 g	0.5 g
100 g	309 kcal	10.1 g	9.0 g	48.6 g	1.2 g

食器の大きさ

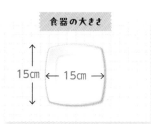

15cm × 15cm

スティックパン

細長い棒状のパンです。 長さにより重量がかなり異なります。
栄養成分は類似した形状であるコッペパンで計算しています。

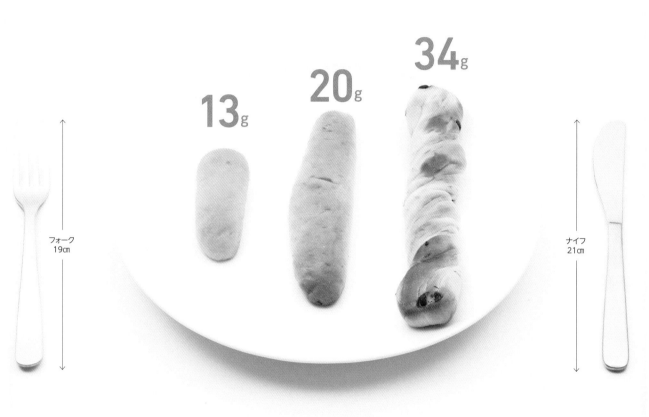

13g
20g
34g

フォーク
19㎝

ナイフ
21㎝

重量別 「スティックパン」 の栄養成分の目安

重量	エネルギー	たんぱく質	脂質	利用可能炭水化物	食塩相当量
15 g	41 kcal	1.4 g	0.6 g	7.4 g	0.2 g
20 g	55 kcal	1.8 g	0.8 g	9.9 g	0.2 g
35 g	96 kcal	3.2 g	1.3 g	17.4 g	0.4 g
100 g	273 kcal	9.2 g	3.8 g	49.6 g	1.0 g

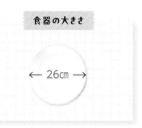

食器の大きさ

← 26㎝ →

フランスパン

フランスパンは同じ生地でも形状等によって呼び名が異なります。たとえば細身のものはバゲット（杖）、バゲットより短く太めのものはバタール（中間の意味）といいます。

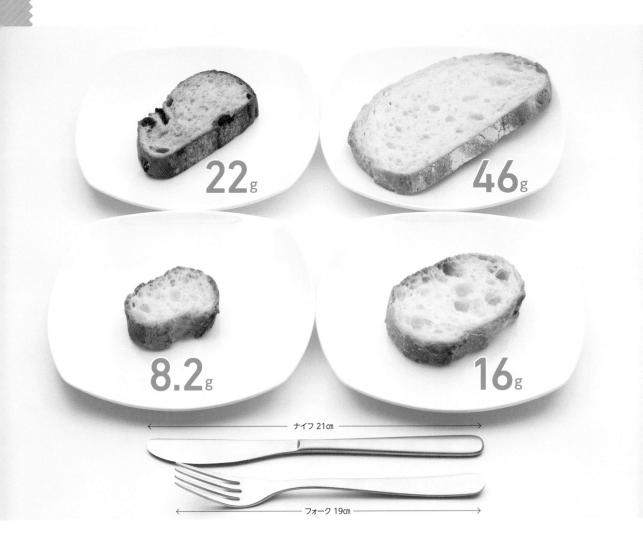

22g

46g

8.2g

16g

ナイフ 21cm

フォーク 19cm

重量別「フランスパン」の栄養成分の目安

重量	エネルギー	たんぱく質	脂質	利用可能炭水化物	食塩相当量
15 g	43 kcal	1.4 g	0.2 g	8.7 g	0.2 g
20 g	58 kcal	1.9 g	0.3 g	11.6 g	0.3 g
45 g	130 kcal	4.2 g	0.6 g	26.2 g	0.7 g
100 g	289 kcal	9.4 g	1.3 g	58.2 g	1.6 g

食器の大きさ

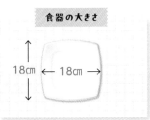

18cm 18cm

クロワッサン

クロワッサンはフランス語で「三日月」を意味します。 食品成分表では、油脂量が多いリッチタイプと、油脂量が少ないレギュラータイプに分かれています。

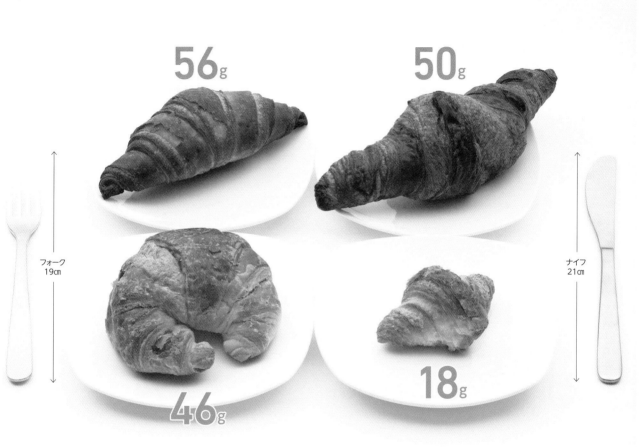

56g

50g

46g

18g

フォーク
19cm

ナイフ
21cm

重量別「クロワッサン※」の栄養成分の目安

重量	エネルギー	たんぱく質	脂質	利用可能炭水化物	食塩相当量
20 g	88 kcal	1.6 g	5.4 g	8.8 g	0.2 g
45 g	197 kcal	3.6 g	12.1 g	19.8 g	0.5 g
50 g	219 kcal	4.0 g	13.4 g	22.1 g	0.6 g
100 g	438 kcal	7.9 g	26.8 g	44.1 g	1.2 g

※ 「クロワッサン リッチタイプ」で算出

食器の大きさ

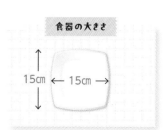

15cm ← 15cm

コーンフレーク

コーングリッツに調味液を加え加圧・加熱し、半乾燥したものをローラーでフレーク状にして乾燥、焙焼したものです。

25g
エネルギー‥‥‥‥‥ 95 kcal
たんぱく質 ‥‥‥‥‥ 2.0 g
脂質‥‥‥‥‥‥‥‥ 0.4 g
利用可能炭水化物‥ 20.6 g
食塩相当量‥‥‥‥‥ 0.5 g

60g
エネルギー‥‥‥‥ 229 kcal
たんぱく質 ‥‥‥‥‥ 4.7 g
脂質‥‥‥‥‥‥‥‥ 1.0 g
利用可能炭水化物‥ 49.6 g
食塩相当量‥‥‥‥‥ 1.3 g

94g
エネルギー‥‥‥‥ 355 kcal
たんぱく質 ‥‥‥‥‥ 7.3 g
脂質‥‥‥‥‥‥‥‥ 1.6 g
利用可能炭水化物‥ 76.9 g
食塩相当量‥‥‥‥‥ 2.0 g

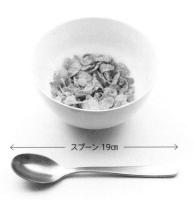
スプーン 19cm

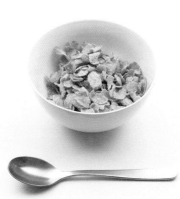

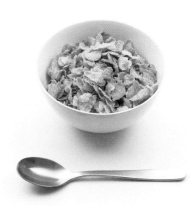

フルーツグラノーラ

フルーツグラノーラは密度が大きいため、同じ重量でもコーンフレークより体積が小さいです。

25g
エネルギー‥‥‥‥‥ 81 kcal
たんぱく質 ‥‥‥‥‥ 1.8 g
脂質‥‥‥‥‥‥‥‥ 1.9 g
利用可能炭水化物‥ 13.3 g
食塩相当量‥‥‥‥‥‥ 0 g

60g
エネルギー‥‥‥‥ 194 kcal
たんぱく質 ‥‥‥‥‥ 4.2 g
脂質‥‥‥‥‥‥‥‥ 4.6 g
利用可能炭水化物‥ 32.1 g
食塩相当量‥‥‥‥‥‥ 0 g

94g
エネルギー‥‥‥‥ 301 kcal
たんぱく質 ‥‥‥‥‥ 6.5 g
脂質‥‥‥‥‥‥‥‥ 7.1 g
利用可能炭水化物‥ 49.8 g
食塩相当量‥‥‥‥‥‥ 0 g

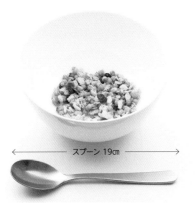
スプーン 19cm

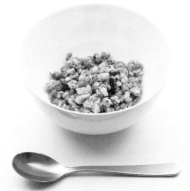

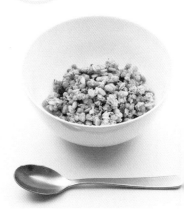

食器の大きさ 小 15.2㎝ → ↕ 7.5㎝ 大 18㎝ → ↕ 9㎝

145g

エネルギー…………… 552 kcal
たんぱく質………… 11.3 g
脂質………………… 2.5 g
利用可能炭水化物… 119.4 g
食塩相当量………… 3.0 g

350g

エネルギー…………… 1330 kcal
たんぱく質………… 27.3 g
脂質………………… 5.9 g
利用可能炭水化物… 287.6 g
食塩相当量………… 7.3 g

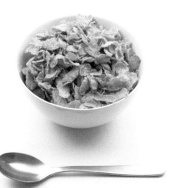

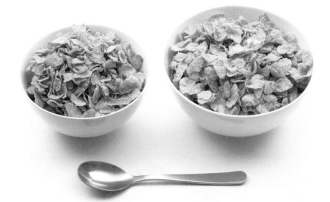

145g

エネルギー…………… 468 kcal
たんぱく質………… 10.2 g
脂質………………… 11.0 g
利用可能炭水化物… 77.4 g
食塩相当量………………… 0 g

350g

エネルギー…………… 1127 kcal
たんぱく質………… 24.5 g
脂質………………… 26.6 g
利用可能炭水化物… 186.6 g
食塩相当量………………… 0 g

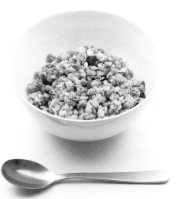

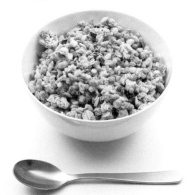

調査から **シリアル1食で何グラム？**

　代表的な商品のパッケージによ
ると、コーンフレークの1食あたり
の目安量は30ｇ、フルーツグラノー
ラでは50ｇとなっています。一方
で、日本人成人242人を対象に実
施した16日間の食事調査によると、
コーンフレークやグラノーラなど
のシリアルを食べる人における平
均摂取量は39ｇ／杯でした[1]。

1) Murakami K, Shinozaki N, et al. Br J Nutr 2021;126:
1056-64.

食器の大きさ

← 18㎝ →

↕ 9㎝

オートミール（乾）

オートミールとは、えんばくを精白せずに押しつぶした食品で、グラノーラの材料にもなります。

11g
エネルギー……… 39 kcal
たんぱく質 ………… 1.5 g
脂質 ………… 0.6 g
利用可能炭水化物…6.4 g
食塩相当量………… 0 g

23g
エネルギー……… 79 kcal
たんぱく質 ………… 3.1 g
脂質 ………… 1.3 g
利用可能炭水化物… 13.0 g
食塩相当量………… 0 g

32g
エネルギー……… 113 kcal
たんぱく質 ………… 4.4 g
脂質 ………… 1.8 g
利用可能炭水化物… 18.5 g
食塩相当量………… 0 g

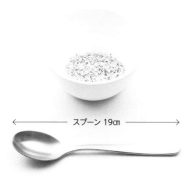

← スプーン 19cm →

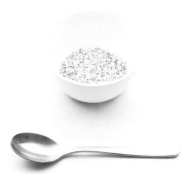

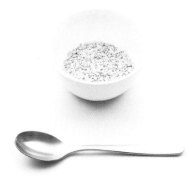

オートミール（粥）

上の各写真のオートミールの重量に対し、6倍余りの重量の水を加えて電子レンジで加熱したものです。

80g
エネルギー……… 39 kcal
たんぱく質 ………… 1.5 g
脂質 ………… 0.6 g
利用可能炭水化物…6.4 g
食塩相当量………… 0 g

162g
エネルギー……… 79 kcal
たんぱく質 ………… 3.1 g
脂質 ………… 1.3 g
利用可能炭水化物… 13.0 g
食塩相当量………… 0 g

230g
エネルギー……… 113 kcal
たんぱく質 ………… 4.4 g
脂質 ………… 1.8 g
利用可能炭水化物… 18.5 g
食塩相当量………… 0 g

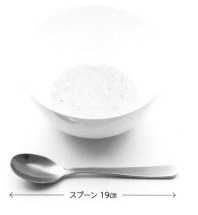

← スプーン 19cm →

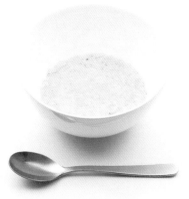

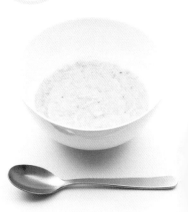

食器の大きさ

←12.5cm→

↑6cm↓

46g

エネルギー‥‥‥‥ 160 kcal
たんぱく質 ‥‥‥‥‥ 6.3 g
脂質‥‥‥‥‥‥‥‥ 2.6 g
利用可能炭水化物‥ 26.3 g
食塩相当量‥‥‥‥‥‥ 0 g

93g

エネルギー‥‥‥‥ 324 kcal
たんぱく質 ‥‥‥‥ 12.7 g
脂質‥‥‥‥‥‥‥‥ 5.3 g
利用可能炭水化物‥ 53.1 g
食塩相当量‥‥‥‥‥‥ 0 g

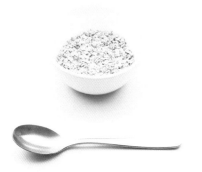
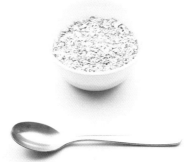

 調査から **もっと全粒穀物を！**

　米やパン、めん類といった穀類は、精製していない全粒穀物と精製してある精製穀物に分けられます。米であれば、玄米は全粒穀物に分類され、玄米から胚芽およびぬかをとり除いた白米は精製穀物に分類されます。

　2013年に20〜69歳の日本人男女392人を対象とした4日間の食事記録をもとにした解析[1]によると、1日あたりの全粒穀物摂取量の平均値は13 g、1日あたりの精製穀物摂取量の平均値は434 gでした。全粒穀物は特に2型糖尿病の発症に予防的に働くことが多くの研究で示されており[2]、世界各国で全粒穀物をもっと食べようというキャンペーンが推し進められています。たとえばアメリカでは、穀物摂取の半分を全粒穀物からにしようというメッセージが出されています[3]。このような状況を考えると、日本に全粒穀物を推奨する食事ガイドラインが存在しないのは不思議に思われます。

1) Oono F, Murakami K, et al. J Nutr 2023;153:798-810.
2) Neuenschwander M, et al. BMJ 2019;366:l2368.
3) U.S. Department of Agriculture, U.S. Department of Health and Human Services.
https://dietaryguidelines.gov/

327g

エネルギー‥‥‥‥ 160 kcal
たんぱく質 ‥‥‥‥‥ 6.3 g
脂質‥‥‥‥‥‥‥‥ 2.6 g
利用可能炭水化物‥ 26.3 g
食塩相当量‥‥‥‥‥‥ 0 g

661g

エネルギー‥‥‥‥ 324 kcal
たんぱく質 ‥‥‥‥ 12.7 g
脂質‥‥‥‥‥‥‥‥ 5.3 g
利用可能炭水化物‥ 53.1 g
食塩相当量‥‥‥‥‥‥ 0 g

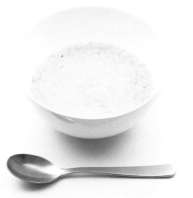
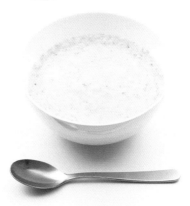

食器の大きさ

← 18cm →

↑9cm↓

好き嫌いが少ないほうが健康的？
～適切な食事摂取に関連する要因～

いうまでもないかもしれませんが、食事摂取が適切なほうが健康を維持増進できます。不適切な食事摂取は、1年あたり世界で1100万人の死亡（総数の22％）の原因であると推定されています[1]。このため、食事の質（p.42参照）に関連する要因の解明は、世界的な最優先課題の一つです。このような流れの中で、食に関する価値観、すなわち、個人が食品を購入・摂取する際に考慮する要因に注目が集まってきました。また、最近になって登場した概念に、フードリテラシーがあります。フードリテラシーとは「食を計画、管理、選択、準備、摂取するために必要な、相互に関連した知識、スキル、行動の集まり」のことです[2]。

そこで私たちは、このような食に関する価値観・知識・技術・行動に着目し、19～80歳の日本人成人2231人を対象として食事の質との関連を検討しました[3]。結果は 表 に示すとおりで、男性では、食事の質が高い人ほど、有機食品を重視する価値観を持つ傾向、および食に関する好き嫌いが少ない傾向にありました。女性では、食事の質が高い人ほど、健康を重視する価値観を持ち、栄養に関する知識が豊富で、料理技術が高く、食に関する好き嫌いが少ない傾向にありました。

男女とも、食事の質を高めるためには好き嫌いが少ないほうがよいというのはすんなり納得できるのではないでしょうか。一方で、栄養に関する知識および料理技術は女性においてのみ、食事の質と関連しているという結果は非常に興味深く、男性における栄養指導の難しさや、食に関する日々の活動における男女間の役割分担（女性の重要性）を示唆するものとも読み解けそうです。

表 食事の質と食に関する価値観・知識・技術・行動との関連のまとめ

＋：統計学的に有意な正の関連
－：統計学的に有意な負の関連
空欄：統計学的に有意な関連なし

		男性(1068人)		女性(1163人)	
		BDHQで評価	FCQで評価	BDHQで評価	FCQで評価
食に関する価値観	入手しやすさ重視		−	−	
	便利さ重視				−
	健康重視	+		+	+
	伝統重視				
	感覚的魅力重視				
	有機食品重視	+	+		+
	快適さ重視				
	安全性重視			+	
栄養に関する知識				+	
料理技術			−		−
食全般に関わる技能		+			
食行動	空腹を感じやすい傾向				
	食べ物に反応しやすい傾向				
	感情的になると食べる量が増える傾向				
	食を楽しむ傾向				
	満腹になりやすい傾向				
	感情的になると食べる量が減る傾向				
	食に関する好き嫌いが激しい傾向	−		−	
	ゆっくり食べる傾向	+			

食事の質の評価には、健康食インデックス（Healthy Eating Index）を用いました。食事摂取量データは、簡易型自記式食事歴法質問票（BDHQ）と食品の組み合わせ質問票（FCQ）という、妥当性を確認済みの二つの質問票を用いて収集しました。どちらの質問票がより有用であるかを判断するのは困難であるため、ここでは、両方の質問票で一貫した結果が得られた場合のみ（赤字の＋または−で示してあります）、意味のある結果であるとみなしました。

1)GBD 2017 Diet Collaborators. Lancet 2019;393:1958-72. 2)Vidgen HA, et al. Appetite 2014;76:50-9. 3)Murakami K, Shinozaki N, et al. Br J Nutr 2023;130:1795-805.

Part2

汁物

For example

この豚汁の
重量をつかむには…

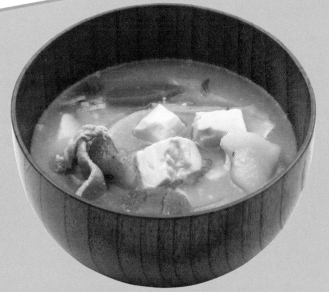

→40ページを ☑

豚汁は具が多いので、同じ見た目のみそ汁より重くなります。

コーンポタージュ

市販の紙パックに入っているクリーミーなコーンポタージュを撮影しました。100 gあたりの推定カルシウム含有量は75 mgです。

112 g
- エネルギー········· 84 kcal
- たんぱく質········· 3.2 g
- 脂質········· 3.0 g
- 利用可能炭水化物·· 10.4 g
- 食塩相当量········· 0.6 g

159 g
- エネルギー········· 119 kcal
- たんぱく質········· 4.6 g
- 脂質········· 4.3 g
- 利用可能炭水化物·· 14.8 g
- 食塩相当量········· 0.8 g

190 g
- エネルギー········· 142 kcal
- たんぱく質········· 5.5 g
- 脂質········· 5.1 g
- 利用可能炭水化物·· 17.6 g
- 食塩相当量········· 1.0 g

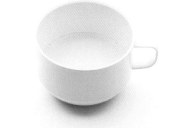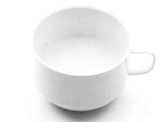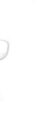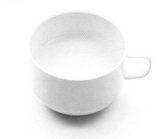

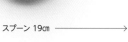
スプーン 19㎝

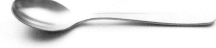

クラムチャウダー

「クラム」は二枚貝を、「チャウダー」は具だくさんのスープや煮込み料理を意味します。重量はそれぞれ上のコーンポタージュとほぼ同じです。

111 g
- エネルギー········· 93 kcal
- たんぱく質········· 2.8 g
- 脂質········· 4.0 g
- 利用可能炭水化物·· 11.4 g
- 食塩相当量········· 1.3 g

159 g
- エネルギー········· 133 kcal
- たんぱく質········· 4.0 g
- 脂質········· 5.7 g
- 利用可能炭水化物·· 16.3 g
- 食塩相当量········· 1.8 g

190 g
- エネルギー········· 159 kcal
- たんぱく質········· 4.7 g
- 脂質········· 6.8 g
- 利用可能炭水化物·· 19.5 g
- 食塩相当量········· 2.2 g

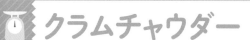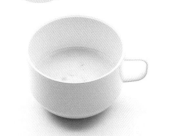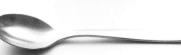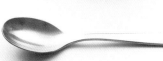

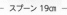
スプーン 19㎝

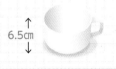

食器の大きさ

← 10cm →

6.5cm

| **227**g | エネルギー‥‥‥‥ 170 kcal
たんぱく質‥‥‥‥‥ 6.6 g
脂質‥‥‥‥‥‥‥‥ 6.1 g
利用可能炭水化物‥ 21.1 g
食塩相当量‥‥‥‥ 1.2 g |
| **324**g | エネルギー‥‥‥‥ 243 kcal
たんぱく質‥‥‥‥‥ 9.4 g
脂質‥‥‥‥‥‥‥‥ 8.7 g
利用可能炭水化物‥ 30.1 g
食塩相当量‥‥‥‥ 1.7 g |

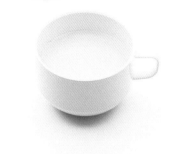
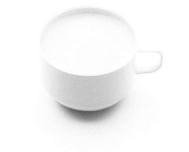

でき上がり 190gのときの
栄養計算に使用した おもな食材と重量

牛乳‥‥‥‥‥‥‥‥‥‥‥‥‥ 127 g
スイートコーンクリーム缶詰
‥‥‥‥‥‥‥‥‥‥‥‥‥‥ 53 g
スイートコーンホール缶詰
‥‥‥‥‥‥‥‥‥‥‥‥‥‥ 11 g

食器の大きさ

← 10cm →

6.5cm

| **227**g | エネルギー‥‥‥‥ 190 kcal
たんぱく質‥‥‥‥‥ 5.7 g
脂質‥‥‥‥‥‥‥‥ 8.2 g
利用可能炭水化物‥ 23.3 g
食塩相当量‥‥‥‥ 2.6 g |
| **324**g | エネルギー‥‥‥‥ 272 kcal
たんぱく質‥‥‥‥‥ 8.1 g
脂質‥‥‥‥‥‥‥ 11.6 g
利用可能炭水化物‥ 33.3 g
食塩相当量‥‥‥‥ 3.7 g |

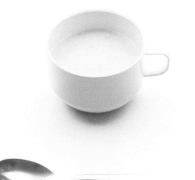
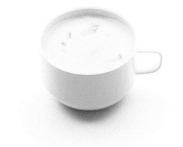
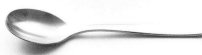

でき上がり 190gのときの
栄養計算に使用した おもな食材と重量

牛乳‥‥‥‥‥‥‥‥‥‥‥‥‥ 27 g
玉ねぎ‥‥‥‥‥‥‥‥‥‥‥ 20 g
じゃが芋‥‥‥‥‥‥‥‥‥‥ 19 g
アサリ缶詰‥‥‥‥‥‥‥‥ 8.8 g
ベーコン‥‥‥‥‥‥‥‥‥ 5.0 g
油‥‥‥‥‥‥‥‥‥‥‥‥ 3.4 g

みそ汁

本書のデータのもとである食事調査の結果から、みそ汁の具として最も登場頻度が高い豆腐入りのみそ汁を撮影しました。

111g
エネルギー……… 30 kcal
たんぱく質………2.3 g
脂質………1.3 g
利用可能炭水化物…1.9 g
食塩相当量………1.1 g

160g
エネルギー……… 43 kcal
たんぱく質………3.4 g
脂質………1.9 g
利用可能炭水化物…2.7 g
食塩相当量………1.6 g

192g
エネルギー……… 52 kcal
たんぱく質………4.0 g
脂質………2.3 g
利用可能炭水化物…3.3 g
食塩相当量………2.0 g

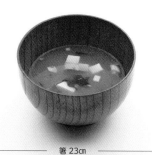
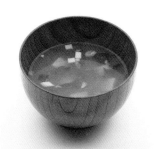
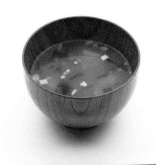

箸 23cm

豚汁

豚汁は具材を多く含むため、同じ体積のみそ汁と比較して重量が重めです。
上のみそ汁の写真と見比べると、液面の高さが同じであっても、豚汁のほうが重いことがわかります。

123g
エネルギー……… 60 kcal
たんぱく質………2.6 g
脂質………4.2 g
利用可能炭水化物…2.7 g
食塩相当量………0.9 g

192g
エネルギー……… 94 kcal
たんぱく質………4.0 g
脂質………6.5 g
利用可能炭水化物…4.2 g
食塩相当量………1.5 g

239g
エネルギー……… 117 kcal
たんぱく質………5.0 g
脂質………8.1 g
利用可能炭水化物…5.3 g
食塩相当量………1.8 g

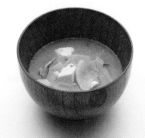
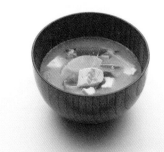
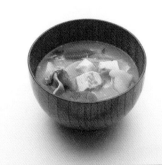

箸 23cm

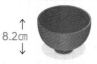
231g

エネルギー ········· 62 kcal
たんぱく質 ·········· 4.8 g
脂質 ················· 2.8 g
利用可能炭水化物 ·· 3.9 g
食塩相当量 ·········· 2.3 g

332g

エネルギー ········· 90 kcal
たんぱく質 ·········· 7.0 g
脂質 ················· 4.0 g
利用可能炭水化物 ·· 5.6 g
食塩相当量 ·········· 3.4 g

でき上がり
192gのときの

栄養計算に使用した
おもな食材と重量

豆腐 ···································· 30 g
ねぎ ·································· 7.4 g

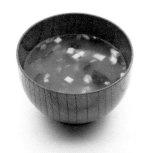

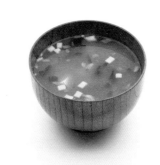

299g

エネルギー ········ 146 kcal
たんぱく質 ·········· 6.3 g
脂質 ················ 10.2 g
利用可能炭水化物 ·· 6.6 g
食塩相当量 ·········· 2.3 g

465g

エネルギー ········ 228 kcal
たんぱく質 ·········· 9.8 g
脂質 ················ 15.8 g
利用可能炭水化物 · 10.2 g
食塩相当量 ·········· 3.6 g

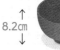
でき上がり
239gのときの

栄養計算に使用した
おもな食材と重量

大根 ·································· 22 g
豚ばら肉 ···························· 21 g
板こんにゃく ························ 14 g
ごぼう ································ 11 g
にんじん ····························· 11 g

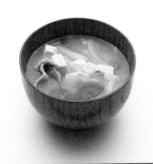

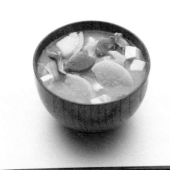

栄養素に着目するよりも…
～食事全体を包括的にとらえて食事の質を測る試み～

通常、私たちは個々の食品を個別に食べることはあまりなく、様々な食品の組み合わせとして食事をとっています[1]。つまり、栄養素や未知の物質についても、それらが複雑に混ざり合った状態で摂取しているといえます。しかも栄養素は、体内で交互作用や相乗作用を引き起こすと考えられます（たとえば、鉄の吸収率はビタミンCによって高められる）。

このような複雑な相互作用は、単一の栄養素のみに着目したアプローチでは扱いきれません。また、ある栄養素の摂取量が別の栄養素の摂取量と強い相関関係を示すことがあるため（例：カリウムとマグネシウム）、それぞれの栄養素がある疾患に与える影響を分離して観察することはほとんど不可能です。さらに、単一の栄養素がある疾患に与える影響が小さすぎて、現時点で利用可能な研究手法や測定法では明らかにできない可能性もあります。

以上より、私たちが食べている食事の中から特定の物質（たとえば果物）をとり上げて、その物質の健康効果をとり出そうとするのは、かなりの無理があるといえます。このような背景のもとで登場してきたのが、個々の栄養素や食品に着目するのではなく、食事全体を包括的にとらえようとする試みです[1]。

食事全体を評価する手法として最も一般的なものは、「食事を構成する主要な要素のそれぞれについて、摂取状況に応じたスコアをつけ、そのスコアの合計点をもって食事全体を評価する」という方法です。例として、表 に健康食インデックス（Healthy Eating Index）[2]を示します。

これは、現時点での科学的知見を網羅的にまとめた上で定められた「アメリカ人のための食事ガイドライン」（Dietary Guidelines for Americans）[3]の遵守の程度を測る指標です。100点満点でスコアがつけられ、点数が高いほど食の栄養学的質が高いことを示します。

これについて、日本人における有用性もすでに検証されており、健康食インデックスが高いほど、食物繊維や主要ビタミン・ミネラルの摂取量が多く、飽和脂肪酸、添加糖類、ナトリウムの摂取量が少ないといった、全般的に好ましい食生活を送っているということが明らかになっています[4]（ちなみに私たちの研究グループによるものです）。その後、日本版の食事の質スコアも私たちのグループで策定していますので、興味がある方は論文を確認してみてください[5]。

表 健康食インデックス（Healthy Eating Index）に含まれる因子

100点満点で合計スコアがつけられ、点数が高いほど食の栄養学的質が高いことを示す。

	スコア
多く食べるほどスコアが高くなる項目	
果物、野菜、全粒穀物、乳製品、たんぱく源、脂肪酸比※	0〜10
少なめに食べるほどスコアが高くなる項目	
精製穀物、ナトリウム、添加糖類、飽和脂肪酸	0〜10
合計	0〜100

※（一価不飽和脂肪酸＋多価不飽和脂肪酸）÷飽和脂肪酸

1) Hu FB. Curr Opin Lipidol 2002;13:3-9. 2) Shams-White MM, et al. J Acad Nutr Diet 2023;123:1280-8. 3) U.S. Department of Agriculture, U.S. Department of Health and Human Services. https://dietaryguidelines.gov/ 4) Murakami K, et al. PLoS One 2020;15:e0228318. 5) Oono F, Murakami K, et al. J Nutr 2023;153:798-810.

Part3
定番のごはんもの・めん

For example

このナポリタンの
重量をつかむには…

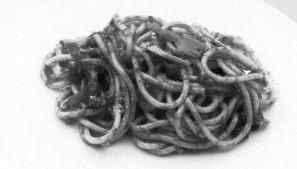

→58ページを ☑

スパゲティ(乾)はゆでると2.2倍の重量になります。

雑炊

雑炊は具の種類や量によっても見た目や重量が変わります。
写真は卵としょうがを加えただけの雑炊です。

93g

エネルギー	71 kcal
たんぱく質	2.1 g
脂質	0.7 g
利用可能炭水化物	13.9 g
食塩相当量	0.9 g

185g

エネルギー	140 kcal
たんぱく質	4.2 g
脂質	1.5 g
利用可能炭水化物	27.5 g
食塩相当量	1.8 g

259g

エネルギー	197 kcal
たんぱく質	6.0 g
脂質	2.1 g
利用可能炭水化物	38.6 g
食塩相当量	2.5 g

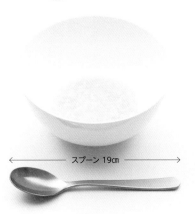

スプーン 19cm

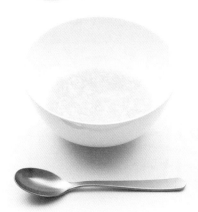

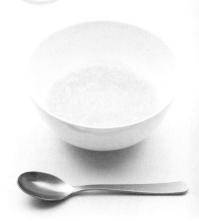

チャーハン

チャーハンは米の炊き加減やいため方でも重量が変わります。
撮影したのは市販の冷凍食品のパラパラとしたチャーハンです。

125g

エネルギー	234 kcal
たんぱく質	5.1 g
脂質	7.3 g
利用可能炭水化物	36.8 g
食塩相当量	1.3 g

195g

エネルギー	365 kcal
たんぱく質	8.0 g
脂質	11.3 g
利用可能炭水化物	57.3 g
食塩相当量	2.1 g

244g

エネルギー	456 kcal
たんぱく質	10.0 g
脂質	14.1 g
利用可能炭水化物	71.7 g
食塩相当量	2.6 g

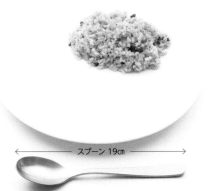

スプーン 19cm

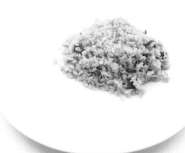

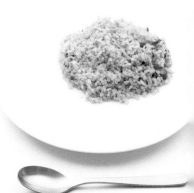

364g

エネルギー········· 277 kcal
たんぱく質············· 8.4 g
脂質······················· 2.9 g
利用可能炭水化物··· 54.3 g
食塩相当量··············· 3.5 g

717g

エネルギー········· 545 kcal
たんぱく質············ 16.5 g
脂質······················· 5.7 g
利用可能炭水化物·· 106.8 g
食塩相当量··············· 6.8 g

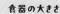

食器の大きさ

← 18cm →

↑ 9cm ↓

でき上がり 259gのときの **栄養計算に使用した おもな食材と重量**

米··································· 46 g
卵··································· 17 g
しょうが····························· 3.0 g

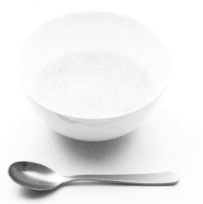

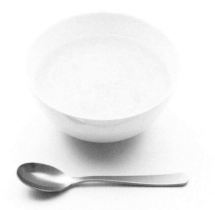

306g

エネルギー········· 572 kcal
たんぱく質············ 12.6 g
脂質····················· 17.8 g
利用可能炭水化物··· 90.0 g
食塩相当量··············· 3.2 g

478g

エネルギー········· 894 kcal
たんぱく質············ 19.6 g
脂質····················· 27.7 g
利用可能炭水化物·· 140.6 g
食塩相当量··············· 5.0 g

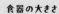

食器の大きさ

← 26cm →

でき上がり 244gのときの **栄養計算に使用した おもな食材と重量**

ごはん····························· 168 g
卵····································· 33 g
玉ねぎ······························· 22 g
にんじん····························· 11 g
ベーコン····························· 5.5 g
油··································· 7.9 g

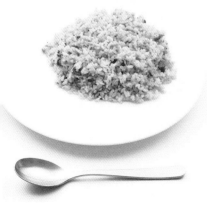

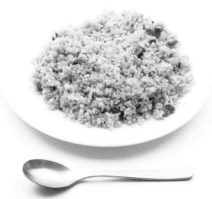

カレーライス

食事調査で最も登場回数の多かったカレーはビーフカレーです。
どの写真もカレーライス全体に対するライスの重量割合は58%としました※。
※チェーン店Cでビーフカレーを2つ購入し計量した平均とした。なお、チェーン店Cの普通盛りごはんの重量は300gだった。

161 g

エネルギー	212 kcal
たんぱく質	5.3 g
脂質	7.9 g
利用可能炭水化物	29.6 g
食塩相当量	1.0 g

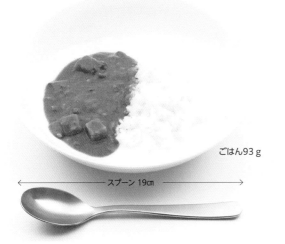

ごはん 93 g

スプーン 19cm

209 g

エネルギー	275 kcal
たんぱく質	6.9 g
脂質	10.2 g
利用可能炭水化物	38.4 g
食塩相当量	1.2 g

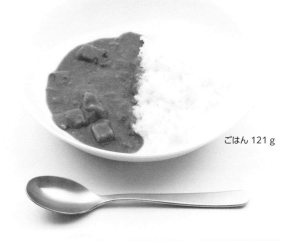

ごはん 121 g

352 g

エネルギー	464 kcal
たんぱく質	11.6 g
脂質	17.2 g
利用可能炭水化物	64.7 g
食塩相当量	2.1 g

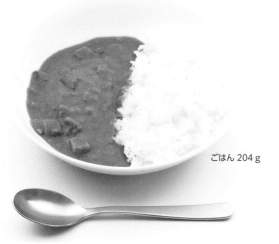

ごはん 204 g

457 g

エネルギー	603 kcal
たんぱく質	15.1 g
脂質	22.4 g
利用可能炭水化物	84.0 g
食塩相当量	2.7 g

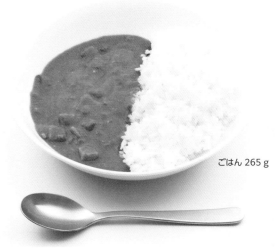

ごはん 265 g

273g

エネルギー……… 360 kcal
たんぱく質………… 9.0 g
脂質……………… 13.4 g
利用可能炭水化物… 50.2 g
食塩相当量………… 1.6 g

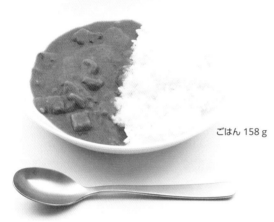

ごはん 158 g

 memo
カレーによく使う
食材の重量は?

玉ねぎ
(直径7〜8 cm)
200g
(正味190 g)

にんじん
(長さ12〜13 cm)
150g
(正味135 g)

じゃが芋
(男爵)
150g
(正味135 g)

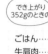
牛角切り肉
(3×4×2 cm)
20g

食器の大きさ

← 23cm →

4.8cm

でき上がり
352gのときの | 栄養計算に使用した
おもな食材と重量

ごはん…………………	135 g
牛肩肉…………………	36 g
じゃが芋………………	34 g
玉ねぎ…………………	30 g
にんじん………………	16 g
カレールウ……………	14 g
油………………………	4.7 g

栄養計算に使用したごはんの重量は食事調査に基づく(p.7)。

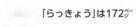 「らっきょう」は172ページ

594g

エネルギー………… 784 kcal
たんぱく質………… 19.6 g
脂質……………… 29.1 g
利用可能炭水化物… 109.2 g
食塩相当量………… 3.5 g

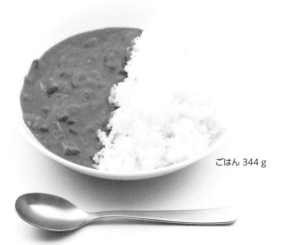

ごはん 344 g

771g

エネルギー……… 1017 kcal
たんぱく質………… 25.4 g
脂質……………… 37.8 g
利用可能炭水化物… 141.8 g
食塩相当量………… 4.6 g

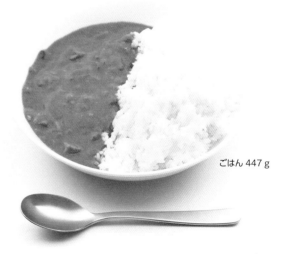

ごはん 447 g

親子丼

親子丼の米飯と具材の重量比は3対2として撮影しました[b]。
鶏胸肉を使用したり、皮をとり除いたりすると、エネルギーがより少なくなります。

262g
エネルギー	372 kcal
たんぱく質	14.9 g
脂質	11.3 g
利用可能炭水化物	51.3 g
食塩相当量	1.0 g

345g
エネルギー	490 kcal
たんぱく質	19.7 g
脂質	14.8 g
利用可能炭水化物	67.6 g
食塩相当量	1.3 g

397g
エネルギー	563 kcal
たんぱく質	22.6 g
脂質	17.1 g
利用可能炭水化物	77.8 g
食塩相当量	1.5 g

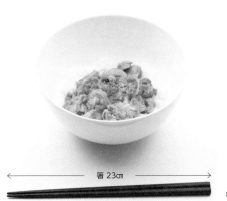
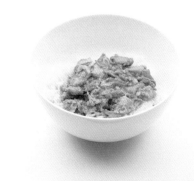
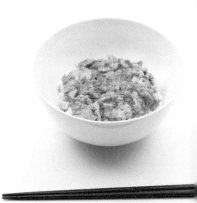

箸 23cm

牛丼

食事調査では牛丼の具材に紅しょうがが含まれることが多かったため、
栄養成分値は紅しょうがを含めた計算値です。

274g
エネルギー	524 kcal
たんぱく質	11.5 g
脂質	19.2 g
利用可能炭水化物	74.1 g
食塩相当量	2.2 g

355g
エネルギー	677 kcal
たんぱく質	14.9 g
脂質	24.8 g
利用可能炭水化物	95.8 g
食塩相当量	2.8 g

407g
エネルギー	778 kcal
たんぱく質	17.1 g
脂質	28.5 g
利用可能炭水化物	109.9 g
食塩相当量	3.2 g

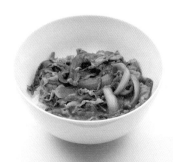

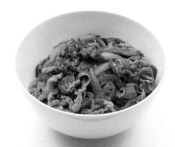
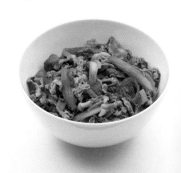

箸 23cm

455g

エネルギー	646 kcal
たんぱく質	25.9 g
脂質	19.5 g
利用可能炭水化物	89.1 g
食塩相当量	1.7 g

600g

エネルギー	852 kcal
たんぱく質	34.2 g
脂質	25.8 g
利用可能炭水化物	117.5 g
食塩相当量	2.2 g

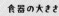

食器の大きさ

← 18cm →

↑ 9cm ↓

でき上がり
397gのときの

**栄養計算に使用した
おもな食材と重量**

ごはん	175 g
鶏もも肉皮つき	56 g
卵	56 g
玉ねぎ	34 g
根みつ葉	3.4 g

栄養計算に使用したごはんの重量は食事調査に基づく（p.7）。

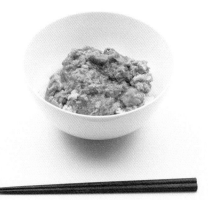

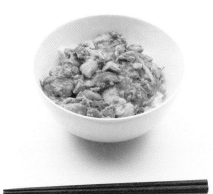

463g

エネルギー	885 kcal
たんぱく質	19.5 g
脂質	42.2 g
利用可能炭水化物	125.1 g
食塩相当量	3.7 g

603g

エネルギー	1152 kcal
たんぱく質	25.3 g
脂質	32.4 g
利用可能炭水化物	162.8 g
食塩相当量	4.8 g

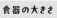

食器の大きさ

← 18cm →

↑ 9cm ↓

でき上がり
407gのときの

**栄養計算に使用した
おもな食材と重量**

ごはん	248 g
牛ばら肉	70 g
しらたき	30 g
玉ねぎ	20 g
紅しょうが	4.0 g

栄養計算に使用したごはんの重量は食事調査に基づく（p.7）。

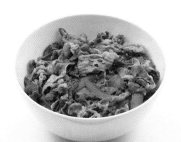

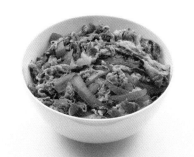

かつ丼

かつ丼全体に対する米飯の重量割合は、52%として撮影しました※。
玉ねぎやつゆの量でも重量が変わります。
※うどんチェーン店Nのかつ丼を参考にした。なお、うどんチェーン店Nのかつ丼のごはんの重量は230gだった。

276g
エネルギー……… 448 kcal
たんぱく質 ……… 16.6 g
脂質 ……………… 17.1 g
利用可能炭水化物… 56.1 g
食塩相当量……… 1.3 g

395g
エネルギー……… 640 kcal
たんぱく質 ……… 23.7 g
脂質 ……………… 24.5 g
利用可能炭水化物… 80.2 g
食塩相当量……… 1.9 g

473g
エネルギー……… 765 kcal
たんぱく質 ……… 28.4 g
脂質 ……………… 29.3 g
利用可能炭水化物… 95.9 g
食塩相当量……… 2.3 g

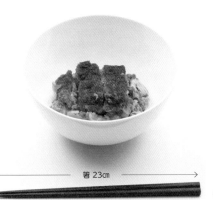
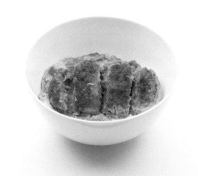
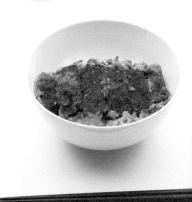

箸 23㎝

うな重

ウナギとごはんの重量比は、1対2として撮影しました[b)]。
つまり、ごはんの重量割合は全体の67%です。

180g
エネルギー……… 356 kcal
たんぱく質 ……… 13.3 g
脂質 ……………… 9.4 g
利用可能炭水化物… 54.4 g
食塩相当量……… 1.1 g

244g
エネルギー……… 483 kcal
たんぱく質 ……… 18.0 g
脂質 ……………… 12.7 g
利用可能炭水化物… 73.6 g
食塩相当量……… 1.5 g

279g
エネルギー……… 553 kcal
たんぱく質 ……… 20.7 g
脂質 ……………… 14.5 g
利用可能炭水化物… 84.3 g
食塩相当量……… 1.8 g

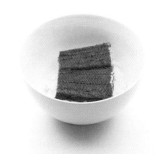

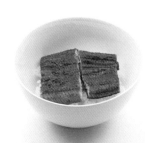
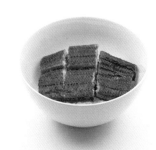

箸 23㎝

← 18㎝ →

9㎝

555g

エネルギー	899 kcal
たんぱく質	33.3 g
脂質	34.4 g
利用可能炭水化物	112.7 g
食塩相当量	2.7 g

791g

エネルギー	1281 kcal
たんぱく質	47.4 g
脂質	49.0 g
利用可能炭水化物	160.5 g
食塩相当量	3.8 g

でき上がり 473gのときの **栄養計算に使用した おもな食材と重量**

ごはん	197 g
豚ロース肉	75 g
卵	50 g
玉ねぎ	47 g
パン粉	5.7 g
油	8.7 g

栄養計算に使用したごはんの重量は食事調査に基づく(p.7)。

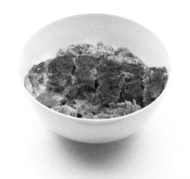

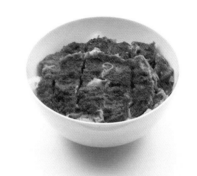

← 15.2㎝ →

7.5㎝

330g

エネルギー	654 kcal
たんぱく質	24.4 g
脂質	17.2 g
利用可能炭水化物	99.7 g
食塩相当量	2.1 g

445g

エネルギー	881 kcal
たんぱく質	32.9 g
脂質	23.1 g
利用可能炭水化物	134.4 g
食塩相当量	2.8 g

でき上がり 279gのときの **栄養計算に使用した おもな食材と重量**

ごはん	195 g
ウナギのかば焼き	66 g
粉ざんしょう	0.5 g

栄養計算に使用したごはんの重量は食事調査に基づく(p.7)。

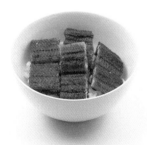

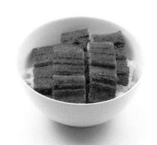

ちらしずし

写真は炊いた白米に市販の「五目ちらしずしの素」を混ぜたものです。
一方、栄養成分値は食事調査に基づくよくある具で計算したものです。

121g
エネルギー……… 181 kcal
たんぱく質 ………… 5.3 g
脂質 ……………… 1.8 g
利用可能炭水化物… 35.5 g
食塩相当量 ………… 0.7 g

192g
エネルギー……… 288 kcal
たんぱく質 ………… 8.5 g
脂質 ……………… 2.9 g
利用可能炭水化物… 56.5 g
食塩相当量 ………… 1.1 g

243g
エネルギー……… 365 kcal
たんぱく質 ……… 10.7 g
脂質 ……………… 3.6 g
利用可能炭水化物… 71.4 g
食塩相当量 ………… 1.3 g

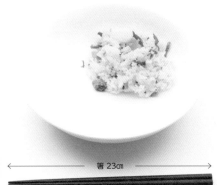
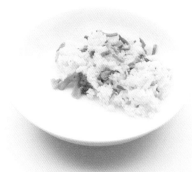
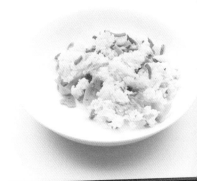

箸 23cm

そうめん

そうめんと冷や麦は、太さが違うものの原料はほぼ同じです。
食品成分表における栄養成分値も同じ食品として示されています。

20g
エネルギー……… 23 kcal
たんぱく質 ………… 0.7 g
脂質 ……………… 0.1 g
利用可能炭水化物… 4.7 g
食塩相当量 ………… 0

54g
エネルギー……… 62 kcal
たんぱく質 ………… 1.9 g
脂質 ……………… 0.2 g
利用可能炭水化物… 12.7 g
食塩相当量 ………… 0.1 g

90g
エネルギー……… 102 kcal
たんぱく質 ………… 3.1 g
脂質 ……………… 0.4 g
利用可能炭水化物… 20.9 g
食塩相当量 ………… 0.2 g

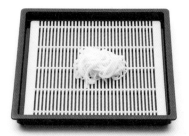
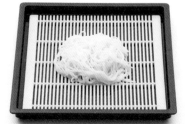
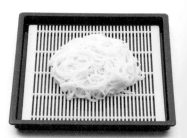

箸 23cm

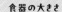

食器の大きさ

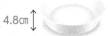

← 23cm →

4.8cm

307g

エネルギー	461 kcal
たんぱく質	13.5 g
脂質	4.6 g
利用可能炭水化物	90.3 g
食塩相当量	1.7 g

493g

エネルギー	739 kcal
たんぱく質	21.7 g
脂質	7.4 g
利用可能炭水化物	144.9 g
食塩相当量	2.7 g

でき上がり 243gのときの **栄養計算に使用した おもな食材と重量**

米	79 g
卵	17 g
きゅうり	13 g
甘エビ	12 g
かまぼこ	8.3 g
しょうがの甘酢漬け	8.0 g
干ししいたけ	1.1 g
油	0.8 g

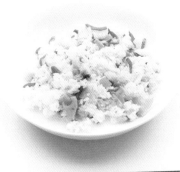

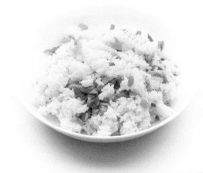

ゆで めん **135g** = 乾50g

148g

エネルギー	168 kcal
たんぱく質	5.2 g
脂質	0.6 g
利用可能炭水化物	34.4 g
食塩相当量	0.3 g

ゆで めん **270g** = 乾100g

402g

エネルギー	458 kcal
たんぱく質	14.1 g
脂質	1.6 g
利用可能炭水化物	93.7 g
食塩相当量	0.8 g

食器の大きさ

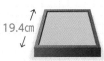

19.4cm

← 19.4cm →

memo
めんをゆでると…

めんをゆでると重量が増えます。
どのくらい増えるかというと…

そうめん(乾)	2.7 倍
手延べそうめん(乾)	2.9 倍
生うどん	1.8 倍
干しうどん	2.4 倍
生そば	1.9 倍
干しそば	2.6 倍

が目安です。

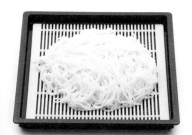

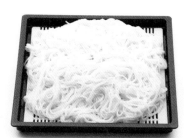

もりうどん

市販のゆでうどんは1人前200 g前後のものが多いようです。なお、干しうどんは生うどんに比べて、同じゆで上がり重量でも、食塩含有量が若干(100 gあたり0.2 g程度)多いです。

42g
エネルギー………… 40 kcal
たんぱく質 ………… 1.1 g
脂質 ………………… 0.2 g
利用可能炭水化物… 8.2 g
食塩相当量 ………… 0.1 g

79g
エネルギー………… 75 kcal
たんぱく質 ………… 2.1 g
脂質 ………………… 0.3 g
利用可能炭水化物… 15.4 g
食塩相当量 ………… 0.2 g

109g
エネルギー……… 103 kcal
たんぱく質 ………… 2.8 g
脂質 ………………… 0.4 g
利用可能炭水化物… 21.2 g
食塩相当量 ………… 0.3 g

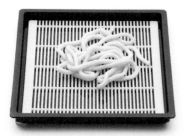 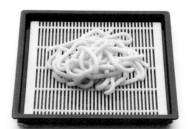 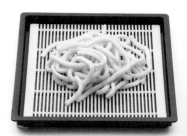

←——— 箸 23㎝ ———→

もりそば

外食の1人前のそばの場合、そばは180 g、つゆは400 g程度が多いようです[b)]。

65g
エネルギー………… 85 kcal
たんぱく質 ………… 3.1 g
脂質 ………………… 0.7 g
利用可能炭水化物… 16.0 g
食塩相当量 …………… 0 g

109g
エネルギー……… 141 kcal
たんぱく質 ………… 5.2 g
脂質 ………………… 1.1 g
利用可能炭水化物… 26.6 g
食塩相当量 …………… 0 g

139g
エネルギー……… 181 kcal
たんぱく質 ………… 6.7 g
脂質 ………………… 1.4 g
利用可能炭水化物… 34.1 g
食塩相当量 …………… 0 g

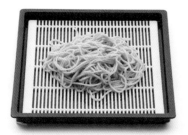 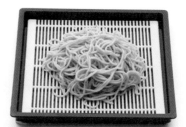 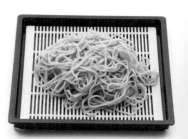

←——— 箸 23㎝ ———→

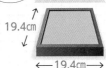

2つの料理の **食器の大きさ**

19.4cm

←19.4cm→

ゆでめん **180g** ＝ 生100g

148g

エネルギー……… 141 kcal	
たんぱく質………… 3.8 g	
脂質……………… 0.6 g	
利用可能炭水化物… 28.9 g	
食塩相当量……… 0.4 g	

ゆでめん **240g** ＝ 乾100g

279g

エネルギー……… 265 kcal	
たんぱく質………… 7.3 g	
脂質……………… 1.1 g	
利用可能炭水化物… 54.4 g	
食塩相当量……… 0.8 g	

注意
そばすだれの向きについて

　写真のすだれの向きは一般的な向きと異なります（イラストのように横向きが基本）。著者であり、撮影者である2人にとって、そばすだれを横向きに使うのが基本であるということは、恥ずかしながら、編集部から指摘されるまでまったくの未知でした。撮り直しを打診されましたが、以下の理由で、縦向きのままの写真を使用することとしました。

❶写真を撮り直すために必要とされる時間と労力（2人で2週間はかかる）を捻出するのはほぼ不可能。
❷そばすだれの向きが、食品の量の推定精度に影響を与えるという強い根拠はない。
❸食や栄養の研究者だからといって、食や栄養について何でも知っているわけではない（さらにいえば、すべてを知っておく必要はない）というあたりまえのことを広めるチャンスである。
❹研究には失敗がつきものであり、完璧な研究を目指す必要もないことを示す好例である。

　以上、そばすだれの向きに関する注意喚起と言い訳でした。

ゆでめん **190g** ＝ 生100g

180g

エネルギー……… 234 kcal	
たんぱく質………… 8.6 g	
脂質……………… 1.8 g	
利用可能炭水化物… 44.1 g	
食塩相当量……… 0 g	

ゆでめん **260g** ＝ 乾100g

300g

エネルギー……… 389 kcal	
たんぱく質……… 14.4 g	
脂質……………… 3.0 g	
利用可能炭水化物… 73.4 g	
食塩相当量……… 0 g	

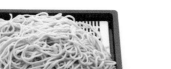

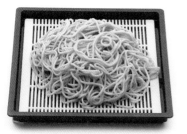

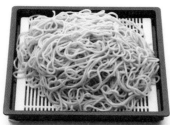

「刻みねぎ」は104☞

「おろし大根」は106☞

「とろろ」は110☞

「練りわさび」は178☞

かけうどん

めん類は、器の形状や汁の量によって見え方に差があります。
この写真のかけうどんの総重量に対するめんの重量割合は43%です[b]。

165g
エネルギー········ 119 kcal
たんぱく質 ········· 3.5 g
脂質 ············· 0.2 g
利用可能炭水化物·· 25.6 g
食塩相当量 ········· 2.4 g

270g
エネルギー········ 194 kcal
たんぱく質 ········· 5.7 g
脂質 ············· 0.3 g
利用可能炭水化物·· 41.8 g
食塩相当量 ········· 4.0 g

347g
エネルギー········ 250 kcal
たんぱく質 ········· 7.3 g
脂質 ············· 0.3 g
利用可能炭水化物·· 53.7 g
食塩相当量 ········· 5.1 g

めん72 g
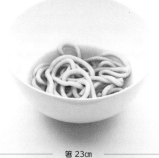

めん117 g
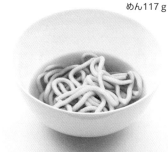

めん149 g
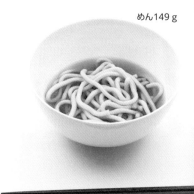

箸 23㎝

かけそば

この写真のかけそばの総重量に対するめんの重量割合はうどんより少なく、31%です[b]。

138g
エネルギー········ 105 kcal
たんぱく質 ········· 4.1 g
脂質 ············· 0.7 g
利用可能炭水化物·· 20.5 g
食塩相当量 ········· 1.1 g

227g
エネルギー········ 172 kcal
たんぱく質 ········· 6.8 g
脂質 ············· 1.1 g
利用可能炭水化物·· 33.8 g
食塩相当量 ········· 1.8 g

291g
エネルギー········ 221 kcal
たんぱく質 ········· 8.7 g
脂質 ············· 1.5 g
利用可能炭水化物·· 43.3 g
食塩相当量 ········· 2.3 g

めん43 g
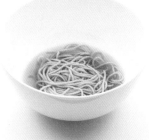

めん70 g
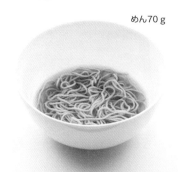

めん90 g
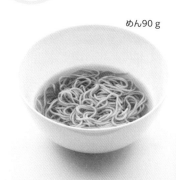

箸 23㎝

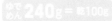

ゆで めん **180**g＝生100g

443g

エネルギー‥‥‥‥‥ 319 kcal
たんぱく質‥‥‥‥‥‥ 9.3 g
脂質‥‥‥‥‥‥‥‥‥ 0.4 g
利用可能炭水化物‥ 68.6 g
食塩相当量‥‥‥‥‥ 6.5 g

ゆで めん **240**g＝乾100g

727g

エネルギー‥‥‥‥‥ 523 kcal
たんぱく質‥‥‥‥‥ 15.3 g
脂質‥‥‥‥‥‥‥‥‥ 0.7 g
利用可能炭水化物‥ 112.7 g
食塩相当量‥‥‥‥‥ 10.7 g

食器の大きさ

← 21cm →

↑ 8cm ↓

めん190 g

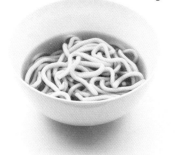

めん315 g

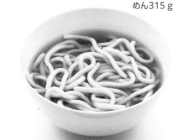

でき上がり 347gのときの **栄養計算に使用した おもな食材と重量**

めんつゆ（ストレートタイプ）‥ 90 g
うどん（生）‥‥‥‥‥‥‥‥‥ 83 g
ねぎ‥‥‥‥‥‥‥‥‥‥‥‥ 7.5 g

栄養計算に使用しためんの重量は食事調査に基づく(p.7)。

 「刻みねぎ」は104ﾍﾟｰ

 「わかめ」は108ﾍﾟｰ

 「刻み揚げ」は108ﾍﾟｰ

ゆで めん **190**g＝生100g

373g

エネルギー‥‥‥‥‥ 283 kcal
たんぱく質‥‥‥‥‥ 11.2 g
脂質‥‥‥‥‥‥‥‥‥ 1.9 g
利用可能炭水化物‥ 55.5 g
食塩相当量‥‥‥‥‥ 2.9 g

ゆで めん **260**g＝乾100g

616g

エネルギー‥‥‥‥‥ 468 kcal
たんぱく質‥‥‥‥‥ 18.5 g
脂質‥‥‥‥‥‥‥‥‥ 3.1 g
利用可能炭水化物‥ 91.7 g
食塩相当量‥‥‥‥‥ 4.9 g

食器の大きさ

← 21cm →

↑ 8cm ↓

めん116 g

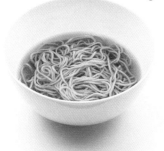

めん191 g

でき上がり 291gのときの **栄養計算に使用した おもな食材と重量**

そば（生）‥‥‥‥‥‥‥‥‥ 73 g
めんつゆ（ストレートタイプ）‥ 69 g
ねぎ‥‥‥‥‥‥‥‥‥‥‥‥ 3.5 g

栄養計算に使用しためんの重量は食事調査に基づく(p.7)。

ナポリタン

写真のナポリタンは具材が少なめですが、
栄養成分値は食事調査のデータを参考にした具材（右記）で計算しています。

32g

エネルギー	56 kcal
たんぱく質	1.7 g
脂質	1.9 g
利用可能炭水化物	7.6 g
食塩相当量	0.5 g

85g

エネルギー	148 kcal
たんぱく質	4.6 g
脂質	5.1 g
利用可能炭水化物	20.3 g
食塩相当量	1.3 g

138g

エネルギー	240 kcal
たんぱく質	7.4 g
脂質	8.3 g
利用可能炭水化物	33.0 g
食塩相当量	2.1 g

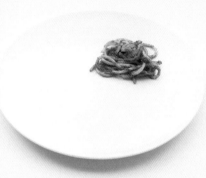
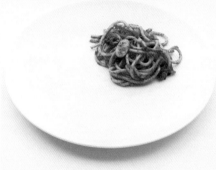
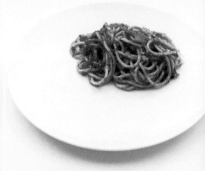

クリームペンネ

パスタは、形状や具材によってボリュームの見え方が異なります。
上のスパゲティと下のペンネの写真はそれぞれほぼ同じ総重量です。

33g

エネルギー	56 kcal
たんぱく質	2.2 g
脂質	2.3 g
利用可能炭水化物	6.5 g
食塩相当量	0.2 g

85g

エネルギー	146 kcal
たんぱく質	5.6 g
脂質	6.0 g
利用可能炭水化物	16.9 g
食塩相当量	0.6 g

138g

エネルギー	237 kcal
たんぱく質	9.1 g
脂質	9.8 g
利用可能炭水化物	27.6 g
食塩相当量	1.0 g

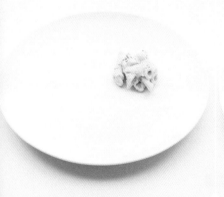
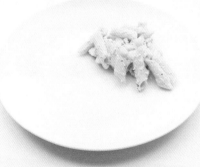
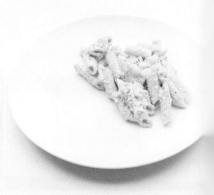

ゆでめん **220g** ＝ 乾100g

2つの料理の **食器の大きさ**

← 26cm →

224g
エネルギー……… 390 kcal
たんぱく質………… 12.1 g
脂質………………… 13.4 g
利用可能炭水化物‥ 53.6 g
食塩相当量………… 3.3 g

592g
エネルギー……… 1030 kcal
たんぱく質………… 32.0 g
脂質………………… 35.5 g
利用可能炭水化物‥ 141.5 g
食塩相当量………… 8.8 g

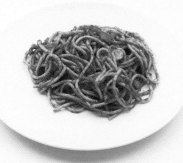

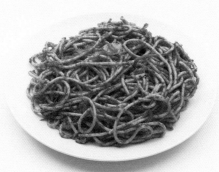

でき上がり 138gのときの **栄養計算に使用した おもな食材と重量**

スパゲティ(乾)………………	37 g
玉ねぎ………………………	18 g
トマト加工品………………	17 g
ウインナーソーセージ………	11 g
ピーマン……………………	5.8 g
ベーコン……………………	3.2 g
にんじん……………………	1.7 g
パルメザンチーズ…………	0.6 g
油……………………………	2.6 g

でき上がり 138gのときの **栄養計算に使用した おもな食材と重量**

マカロニ(乾)………	34 g	ベーコン…………	8.3 g	生クリーム………	4.1 g
牛乳………………	30 g	まいたけ…………	7.4 g	パルメザンチーズ・	2.2 g
卵…………………	11 g	玉ねぎ……………	4.6 g	油…………………	1.1 g

223g
エネルギー……… 384 kcal
たんぱく質………… 14.7 g
脂質………………… 15.9 g
利用可能炭水化物‥ 44.7 g
食塩相当量………… 1.7 g

592g
エネルギー……… 1019 kcal
たんぱく質………… 39.1 g
脂質………………… 42.0 g
利用可能炭水化物 118.4 g
食塩相当量………… 4.4 g

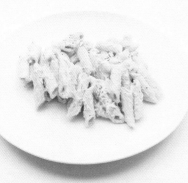

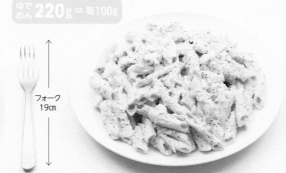

ゆでめん **220g** ＝ 乾100g

フォーク 19cm

ナイフ 21cm

ラーメン

写真のラーメンの総重量に対するめんの割合は35〜36%です[b]。
中華めんをゆでると、生めんの重量は1.9倍になり、乾めんの重量は2.5倍になります。

190g
エネルギー……… 158 kcal
たんぱく質 ……… 7.2 g
脂質 ……………… 3.2 g
利用可能炭水化物 24.5 g
食塩相当量 ……… 1.9 g

305g
エネルギー……… 253 kcal
たんぱく質 ……… 11.6 g
脂質 ……………… 5.2 g
利用可能炭水化物 39.4 g
食塩相当量 ……… 3.0 g

387g
エネルギー……… 321 kcal
たんぱく質 ……… 14.7 g
脂質 ……………… 6.6 g
利用可能炭水化物 49.9 g
食塩相当量 ……… 3.8 g

めん67 g

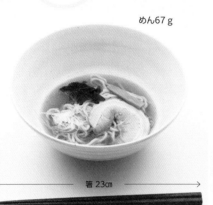

めん108 g

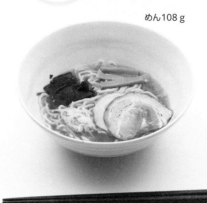

めん138 g

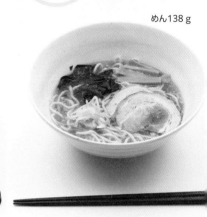

箸 23cm

ソーキそば

総重量に対するめんの割合は、市販の冷凍ソーキそばを参考に34%として撮影しました。
沖縄そばの乾めんは、ゆでると重量が2.3倍になります。

168g
エネルギー……… 188 kcal
たんぱく質 ……… 7.4 g
脂質 ……………… 5.4 g
利用可能炭水化物 27.0 g
食塩相当量 ……… 2.9 g

265g
エネルギー……… 296 kcal
たんぱく質 ……… 11.6 g
脂質 ……………… 8.5 g
利用可能炭水化物 42.6 g
食塩相当量 ……… 4.6 g

333g
エネルギー……… 373 kcal
たんぱく質 ……… 14.7 g
脂質 ……………… 10.7 g
利用可能炭水化物 53.6 g
食塩相当量 ……… 5.7 g

めん57 g

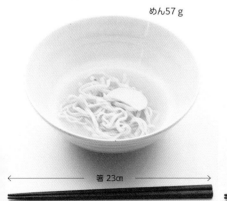

めん90 g

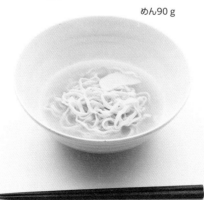

めん114 g

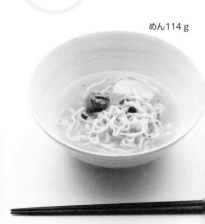

箸 23cm

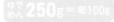

ゆでめん **190**g＝生100g　　ゆでめん **250**g＝乾100g

489g

エネルギー‥‥‥‥ 405 kcal
たんぱく質‥‥‥‥‥ 18.6 g
脂質‥‥‥‥‥‥‥‥ 8.3 g
利用可能炭水化物‥ 63.0 g
食塩相当量‥‥‥‥ 4.8 g

785g

エネルギー‥‥‥‥ 652 kcal
たんぱく質‥‥‥‥‥ 29.8 g
脂質‥‥‥‥‥‥‥‥ 13.4 g
利用可能炭水化物‥ 101.3 g
食塩相当量‥‥‥‥ 7.8 g

食器の大きさ

← 21cm →

↑ 8cm ↓

めん173 g

めん279 g

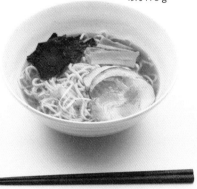

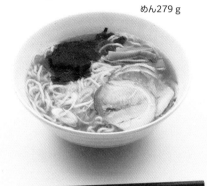

でき上がり **387g**のときの　栄養計算に使用したおもな食材と重量

中華だし‥‥‥‥‥‥‥‥ 164 g
中華めん(生)‥‥‥‥‥‥ 91 g
チャーシュー‥‥‥‥‥‥ 25 g
メンマ‥‥‥‥‥‥‥‥‥ 9.6 g
にんじん‥‥‥‥‥‥‥‥ 8.6 g
ねぎ‥‥‥‥‥‥‥‥‥‥ 8.6 g
葉ねぎ‥‥‥‥‥‥‥‥‥ 4.3 g
ラード‥‥‥‥‥‥‥‥‥ 1.7 g
ごま油‥‥‥‥‥‥‥‥‥ 1.5 g

栄養計算に使用しためんの重量は食事調査に基づく(p.7)。

ゆでめん **170**g＝生100g　　ゆでめん **230**g＝乾100g

420g

エネルギー‥‥‥‥ 470 kcal
たんぱく質‥‥‥‥‥ 18.5 g
脂質‥‥‥‥‥‥‥‥ 13.4 g
利用可能炭水化物‥ 67.6 g
食塩相当量‥‥‥‥ 7.2 g

662g

エネルギー‥‥‥‥ 742 kcal
たんぱく質‥‥‥‥‥ 29.1 g
脂質‥‥‥‥‥‥‥‥ 21.2 g
利用可能炭水化物‥ 106.6 g
食塩相当量‥‥‥‥ 11.4 g

食器の大きさ

← 21cm →

↑ 8cm ↓

めん144 g

めん227 g

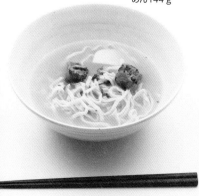

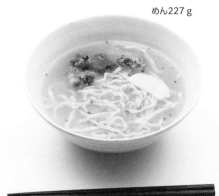

でき上がり **333g**のときの　栄養計算に使用したおもな食材と重量

カツオだし‥‥‥‥‥‥‥ 116 g
沖縄そば(生)‥‥‥‥‥‥ 91 g
豚ばら肉‥‥‥‥‥‥‥‥ 23 g
さつま揚げ‥‥‥‥‥‥‥ 15 g
ねぎ‥‥‥‥‥‥‥‥‥‥ 7.7 g
紅しょうが‥‥‥‥‥‥‥ 3.9 g
小ねぎ‥‥‥‥‥‥‥‥‥ 2.3 g

栄養計算に使用しためんの重量は食事調査に基づく(p.7)。

焼きそば

外食の1人前の焼きそばの場合、蒸し中華めんは170 gが多いようです[b]。
スーパーで購入した関西のチェーン店Cの焼きそばを撮影しました。

54g
エネルギー·········· 86 kcal
たんぱく質··········· 2.9 g
脂質················· 2.9 g
利用可能炭水化物·· 11.6 g
食塩相当量··········· 0.7 g

114g
エネルギー·········· 182 kcal
たんぱく質··········· 6.1 g
脂質················· 6.2 g
利用可能炭水化物·· 24.4 g
食塩相当量··········· 1.4 g

165g
エネルギー·········· 262 kcal
たんぱく質··········· 8.7 g
脂質················· 8.9 g
利用可能炭水化物·· 35.3 g
食塩相当量··········· 2.1 g

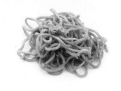
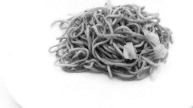
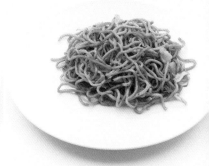

箸 23㎝

お好み焼き

作り方や材料に地域差が大きい料理の一つです。
写真のお好み焼きは東京のスーパーで購入した小ぶりのものです。

51g
エネルギー·········· 84 kcal
たんぱく質··········· 3.0 g
脂質················· 3.3 g
利用可能炭水化物·· 10.4 g
食塩相当量··········· 0.3 g

113g
エネルギー·········· 189 kcal
たんぱく質··········· 6.7 g
脂質················· 7.3 g
利用可能炭水化物·· 23.2 g
食塩相当量··········· 0.8 g

179g
エネルギー·········· 299 kcal
たんぱく質··········· 10.6 g
脂質················· 11.6 g
利用可能炭水化物·· 36.7 g
食塩相当量··········· 1.2 g

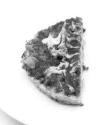
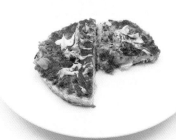

箸 23㎝

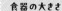
240g
エネルギー	382 kcal
たんぱく質	12.7 g
脂質	13.0 g
利用可能炭水化物	51.4 g
食塩相当量	3.0 g

507g
エネルギー	806 kcal
たんぱく質	26.9 g
脂質	27.4 g
利用可能炭水化物	108.5 g
食塩相当量	6.4 g

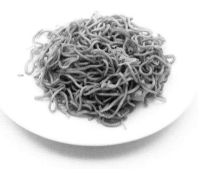
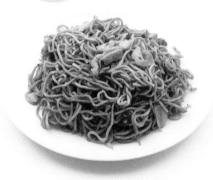

でき上がり 165gのときの / 栄養計算に使用した おもな食材と重量

蒸し中華めん	87 g
キャベツ	28 g
玉ねぎ	20 g
豚ロース肉	18 g
にんじん	6.4 g
紅しょうが	5.5 g
あおのり	0.1 g
油	3.9 g

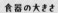
285g
エネルギー	476 kcal
たんぱく質	16.8 g
脂質	18.5 g
利用可能炭水化物	58.5 g
食塩相当量	1.9 g

672g
エネルギー	1121 kcal
たんぱく質	39.6 g
脂質	43.6 g
利用可能炭水化物	137.7 g
食塩相当量	4.6 g

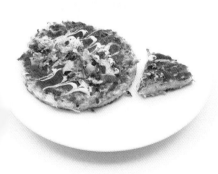
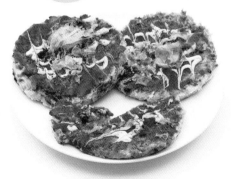

でき上がり 179 gのときの / 栄養計算に使用した おもな食材と重量

キャベツ	48 g
小麦粉	39 g
卵	23 g
豚ロース肉	15 g
紅しょうが	3.9 g
あおのり	0.8 g
削りガツオ	0.8 g
油	5.6 g

インスタントめん

写真は調理前のものですが、調理後の重量を大きく示しました。
栄養成分値はいずれも「油揚げめん」での計算値です。

・重量はすべてめんとスープを合わせたものです。

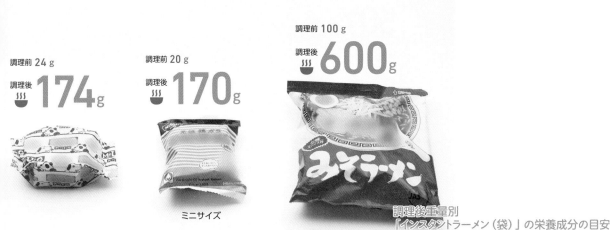

調理前 24 g
調理後 **174**g

調理前 20 g
調理後 **170**g
ミニサイズ

調理前 100 g
調理後 **600**g

箸 23㎝

調理後重量別
「インスタントラーメン（袋）」の栄養成分の目安

重量	エネルギー	たんぱく質	脂質	利用可能炭水化物	食塩相当量
100 g	100 kcal	2.3 g	4.4 g	12.2 g	1.1 g
170 g	170 kcal	3.9 g	7.5 g	20.7 g	1.9 g
300 g	300 kcal	6.9 g	13.2 g	36.6 g	3.3 g
600 g	600 kcal	13.8 g	26.4 g	73.2 g	6.6 g

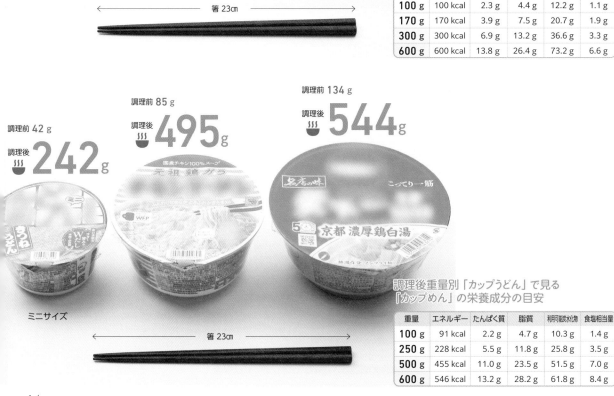

調理前 42 g
調理後 **242**g
ミニサイズ

調理前 85 g
調理後 **495**g

調理前 134 g
調理後 **544**g

箸 23㎝

調理後重量別「カップうどん」で見る
「カップめん」の栄養成分の目安

重量	エネルギー	たんぱく質	脂質	利用可能炭水化物	食塩相当量
100 g	91 kcal	2.2 g	4.7 g	10.3 g	1.4 g
250 g	228 kcal	5.5 g	11.8 g	25.8 g	3.5 g
500 g	455 kcal	11.0 g	23.5 g	51.5 g	7.0 g
600 g	546 kcal	13.2 g	28.2 g	61.8 g	8.4 g

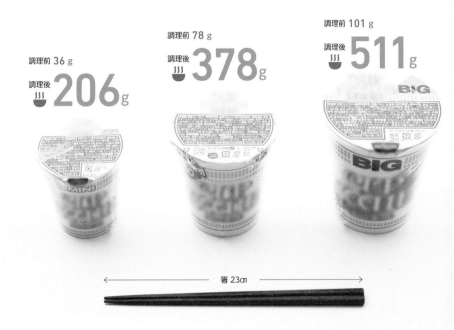

調理前 36 g
調理後 **206** g

調理前 78 g
調理後 **378** g

調理前 101 g
調理後 **511** g

箸 23㎝

調理前 51 g
調理後 **321** g

調理前 138 g
調理後 **668** g

ミニサイズ

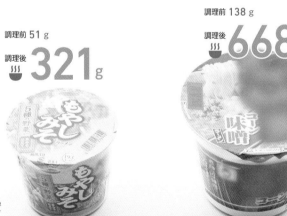

箸 23㎝

調理後重量別「カップラーメン」の栄養成分の目安

重量	エネルギー	たんぱく質	脂質	利用可能炭水化物	食塩相当量
100 g	92 kcal	2.5 g	4.2 g	11.2 g	1.3 g
200 g	184 kcal	5.0 g	8.4 g	22.4 g	2.6 g
300 g	276 kcal	7.5 g	12.6 g	33.6 g	3.9 g
400 g	368 kcal	10.0 g	16.8 g	44.8 g	5.2 g
500 g	460 kcal	12.5 g	21.0 g	56.0 g	6.5 g
600 g	552 kcal	15.0 g	25.2 g	67.2 g	7.8 g

カップ焼きそば

湯切りまでの時間や湯切りの程度によってばらつきは大きいものの、調理後はおおよそ2.0～2.2倍ほどに増えます。

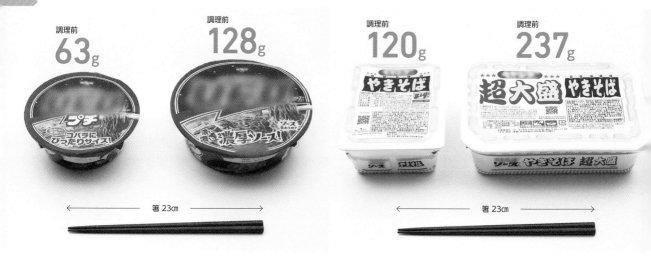

調理前 **63**g

調理前 **128**g

調理前 **120**g

調理前 **237**g

箸 23cm

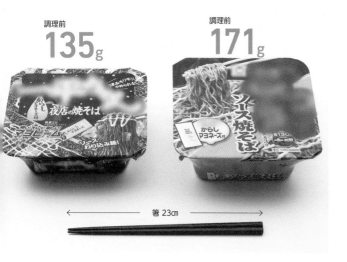

調理前 **135**g

調理前 **171**g

箸 23cm

調理後の栄養成分値は…

　カップ焼きそばは「油揚げめん」が普通です。表にあるように、調理前は重量全体の18.6％が脂質です。調理後は脂質の重量割合は11.3％に減ります。これは総重量が水分で2倍ほどに増えるためであり、調理後に脂質そのものが減るわけではありません。

重量別「カップ焼きそば（乾）」の栄養成分の目安

重量	エネルギー	たんぱく質	脂質	利用可能炭水化物	食塩相当量
65 g	272 kcal	5.3 g	12.1 g	35.4 g	2.5 g
100 g	418 kcal	8.2 g	18.6 g	54.5 g	3.8 g
120 g	502 kcal	9.8 g	22.3 g	65.4 g	4.6 g
170 g	711 kcal	13.9 g	31.6 g	92.7 g	6.5 g

Part 4

大きいおかず

For example

このシュウマイそれぞれの

重量をつかむには…

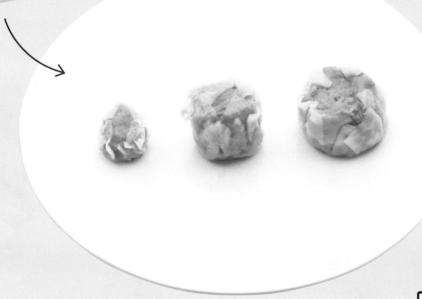

→98ページを ☑

右端の重量は左端の4.5倍余りです。

イカと里芋のうま煮

具材の切り方や種類、煮汁の量によっても重量感が異なります。
ここではほとんど煮汁のない煮物の写真を示しています。

31g
エネルギー……… 20 kcal
たんぱく質 ………… 1.7 g
脂質 ……………… 0.1 g
食塩相当量 ……… 0.1 g
コレステロール…… 20 mg

70g
エネルギー……… 44 kcal
たんぱく質 ………… 3.8 g
脂質 ……………… 0.1 g
食塩相当量 ……… 0.3 g
コレステロール…… 45 mg

104g
エネルギー……… 66 kcal
たんぱく質 ………… 5.7 g
脂質 ……………… 0.2 g
食塩相当量 ……… 0.5 g
コレステロール…… 68 mg

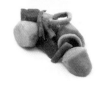

箸 23cm

イカそうめん

イカには様々な種類があります。栄養成分値はスルメイカ(生)をもとにしたものです。
重量、栄養成分値ともに青じそは含みません。

23g
エネルギー……… 18 kcal
たんぱく質 ………… 4.1 g
脂質 ……………… 0.2 g
食塩相当量 ……… 0.1 g
コレステロール…… 58 mg

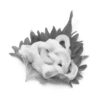

47g
エネルギー……… 36 kcal
たんぱく質 ………… 8.4 g
脂質 ……………… 0.4 g
食塩相当量 ……… 0.2 g
コレステロール‥ 118 mg

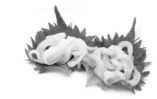

67g
エネルギー……… 51 kcal
たんぱく質 ……… 12.0 g
脂質 ……………… 0.5 g
食塩相当量 ……… 0.3 g
コレステロール… 168 mg

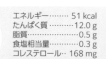
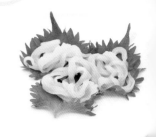

箸 23cm

食器の大きさ

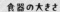

← 26cm →

156g

エネルギー……	98 kcal
たんぱく質……	8.6 g
脂質………………	0.3 g
食塩相当量………	0.7 g
コレステロール…	101 mg

348g

エネルギー……	219 kcal
たんぱく質……	19.1 g
脂質………………	0.7 g
食塩相当量………	1.6 g
コレステロール…	226 mg

でき上がり
104gのときの

**栄養計算に使用した
おもな食材と重量**

里芋……………………	40 g
イカ……………………	27 g

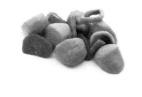

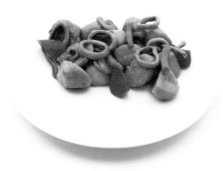

140g＝ スルメイカ1ぱい
（足含む）の正味

食器の大きさ

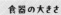

← 26cm →

96g

エネルギー……	73 kcal
たんぱく質……	17.2 g
脂質………………	0.8 g
食塩相当量………	0.5 g
コレステロール…	240 mg

196g

エネルギー……	149 kcal
たんぱく質……	35.1 g
脂質………………	1.6 g
食塩相当量………	1.0 g
コレステロール…	490 mg

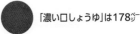 「大根 つま」は106ザ

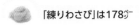 「濃い口しょうゆ」は178ザ

 「練りわさび」は178ザ

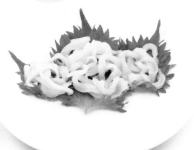

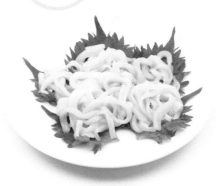

マグロの刺し身

刺し身の厚みによっても見え方が異なります。マグロには様々な種類がありますが、栄養成分値はキハダマグロをもとにしたものです。

33g

エネルギー…… 34 kcal
たんぱく質…… 8.1 g
脂質…………… 0.3 g
食塩相当量……… 0 g
ビタミンD…… 2.0 μg

61g

エネルギー…… 63 kcal
たんぱく質…… 14.9 g
脂質…………… 0.6 g
食塩相当量…… 0.1 g
ビタミンD…… 3.7 μg

87g

エネルギー…… 88 kcal
たんぱく質…… 21.0 g
脂質…………… 0.9 g
食塩相当量…… 0.1 g
ビタミンD…… 5.2 μg

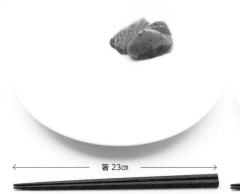
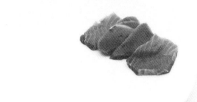
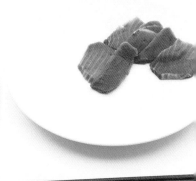

箸 23cm

マグロたたき

市販のねぎとろには油脂や食塩を混ぜたものもありますが、栄養成分値はキハダマグロのみのものです。

23g

エネルギー…… 23 kcal
たんぱく質…… 5.6 g
脂質…………… 0.2 g
食塩相当量……… 0 g
ビタミンD…… 1.4 μg

47g

エネルギー…… 48 kcal
たんぱく質…… 11.4 g
脂質…………… 0.5 g
食塩相当量……… 0 g
ビタミンD…… 2.8 μg

67g

エネルギー…… 68 kcal
たんぱく質…… 16.3 g
脂質…………… 0.7 g
食塩相当量…… 0.1 g
ビタミンD…… 4.0 μg

箸 23cm

食器の大きさ

← 26cm →

122g

エネルギー‥ 124 kcal
たんぱく質 ‥‥‥ 29.5 g
脂質‥‥‥‥‥‥ 1.2 g
食塩相当量‥‥ 0.1 g
ビタミンD‥‥‥ 7.3 μg

237g

エネルギー‥ 241 kcal
たんぱく質 ‥‥‥ 57.5 g
脂質‥‥‥‥‥‥ 2.4 g
食塩相当量‥‥ 0.2 g
ビタミンD‥‥ 14.2 μg

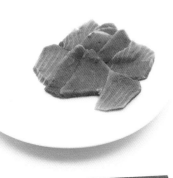
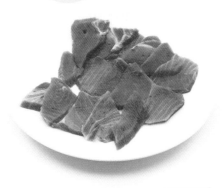

 「大根 つま」は106㌘

 「濃い口しょうゆ」は178㌘

 「練りわさび」は178㌘

食器の大きさ

← 26cm →

96g

エネルギー‥‥ 98 kcal
たんぱく質 ‥‥‥ 23.3 g
脂質‥‥‥‥‥‥ 1.0 g
食塩相当量‥‥ 0.1 g
ビタミンD‥‥‥ 5.8 μg

196g

エネルギー‥ 200 kcal
たんぱく質 ‥‥‥ 47.6 g
脂質‥‥‥‥‥‥ 2.0 g
食塩相当量‥‥ 0.2 g
ビタミンD‥‥ 11.8 μg

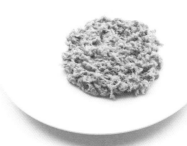

 「刻みねぎ」は104㌘

「とろろ」は110㌘

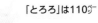 「濃い口しょうゆ」は178㌘

 「練りわさび」は178㌘

焼きサバ

おもにマサバ、ゴマサバ、タイセイヨウサバがありますが、写真と栄養成分値はタイセイヨウサバです。 焼いたあとの重量は生を基準にすると77%になります。

20 g
エネルギー……64 kcal
たんぱく質……… 4.3 g
脂質…………… 5.8 g
食塩相当量…… 0.1 g
ビタミンD…… 2.2 μg

41 g
エネルギー…… 134 kcal
たんぱく質……… 8.9 g
脂質…………… 12.0 g
食塩相当量…… 0.1 g
ビタミンD…… 4.5 μg

59 g
エネルギー…… 192 kcal
たんぱく質…… 12.9 g
脂質…………… 17.3 g
食塩相当量…… 0.2 g
ビタミンD…… 6.5 μg

箸 23cm

焼きザケ

栄養成分値はギンザケをもとにしたものです。 サケは種類による差が大きく、脂質やエネルギー量はシロサケではより少なく、タイセイヨウサケではより多くなっています。

19 g
エネルギー……45 kcal
たんぱく質……… 4.8 g
脂質…………… 3.0 g
食塩相当量…… 0 g
ビタミンD…… 4.0 μg

36 g
エネルギー……85 kcal
たんぱく質……… 9.1 g
脂質…………… 5.7 g
食塩相当量…… 0.1 g
ビタミンD…… 7.6 μg

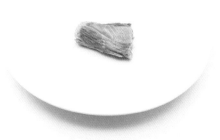

49 g
エネルギー…… 116 kcal
たんぱく質…… 12.3 g
脂質…………… 7.7 g
食塩相当量…… 0.1 g
ビタミンD…… 10.3 μg

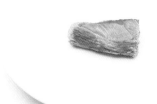

箸 23cm

82g

エネルギー‥ 267 kcal
たんぱく質 ‥‥‥ 17.9 g
脂質‥‥‥‥‥‥ 24.0 g
食塩相当量‥‥‥ 0.2 g
ビタミンD ‥‥‥ 9.0 μg

165g

エネルギー‥ 536 kcal
たんぱく質 ‥‥‥ 35.9 g
脂質‥‥‥‥‥‥ 48.2 g
食塩相当量‥‥‥ 0.5 g
ビタミンD ‥‥‥ 18.1 μg

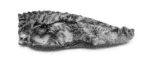
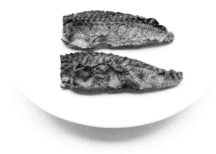

食器の大きさ

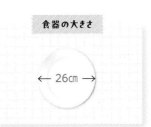

← 26cm →

ⓜⓔⓜⓞ
魚を焼くと…

魚を焼くと油分や水分が減って重量が減ります。サバとサケのおもな種類を例に、生と比べてどのくらい減るか見てみると…

●サバ
ゴマサバ‥‥‥‥‥‥‥‥‥‥‥73%
マサバ‥‥‥‥‥‥‥‥‥‥‥‥77%
タイセイヨウサバ‥‥‥‥‥‥77%
●サケ
ギンザケ‥‥‥‥‥‥‥‥‥‥‥78%
シロサケ‥‥‥‥‥‥‥‥‥‥‥75%
タイセイヨウサケ 皮つき‥‥78%
タイセイヨウサケ 皮なし‥‥75%
ベニザケ‥‥‥‥‥‥‥‥‥‥‥78%

なお、生鮮魚の場合、多くの魚が70～80%で、最も重量の減りが大きいのはマコガレイで61%、重量の減りが小さいのはマダイ（養殖皮つき）、ブリ（成魚）、クロマグロ（養殖 赤身）で82%となっています。

62g

エネルギー‥ 146 kcal
たんぱく質 ‥‥‥ 15.6 g
脂質‥‥‥‥‥‥ 9.8 g
食塩相当量‥‥‥ 0.1 g
ビタミンD ‥‥‥ 13.0 μg

124g

エネルギー‥ 293 kcal
たんぱく質 ‥‥‥ 31.2 g
脂質‥‥‥‥‥‥ 19.6 g
食塩相当量‥‥‥ 0.2 g
ビタミンD ‥‥‥ 26.0 μg

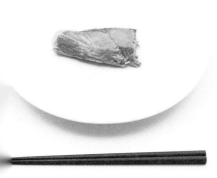
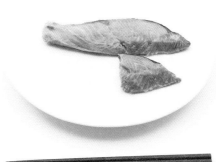

食器の大きさ

← 26cm →

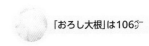「おろし大根」は106㌻

サバの煮つけ

煮物の場合、魚の水分が保持されるため、焼く場合と比較して重量の減少は少ないです。重量には煮汁も含みます。

37g
- エネルギー‥‥‥ 71 kcal
- たんぱく質‥‥‥‥ 5.0 g
- 脂質‥‥‥‥‥‥‥ 4.0 g
- 食塩相当量‥‥‥‥ 0.4 g
- ビタミンD‥‥‥ 0.8 µg

68g
- エネルギー‥ 130 kcal
- たんぱく質‥‥‥‥ 9.2 g
- 脂質‥‥‥‥‥‥‥ 7.3 g
- 食塩相当量‥‥‥‥ 0.7 g
- ビタミンD‥‥‥ 1.6 µg

94g
- エネルギー‥ 182 kcal
- たんぱく質‥‥‥ 12.9 g
- 脂質‥‥‥‥‥‥ 10.2 g
- 食塩相当量‥‥‥‥ 1.0 g
- ビタミンD‥‥‥ 2.2 µg

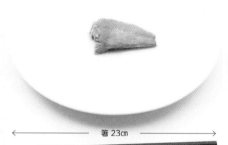
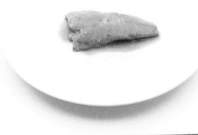
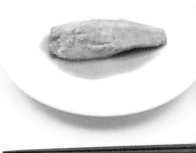

箸 23cm

カレイの煮つけ

カレイの廃棄率は35％であり、見た目のボリュームに比べて実際に食べられる部分の重量は小さいです。重量には煮汁も含みます。

40g
- エネルギー‥‥ 34 kcal
- たんぱく質‥‥‥‥ 4.3 g
- 脂質‥‥‥‥‥‥‥ 0.3 g
- 食塩相当量‥‥‥‥ 0.4 g
- ビタミンD‥‥‥ 2.4 µg

81g
- エネルギー‥‥ 70 kcal
- たんぱく質‥‥‥‥ 8.7 g
- 脂質‥‥‥‥‥‥‥ 0.6 g
- 食塩相当量‥‥‥‥ 0.8 g
- ビタミンD‥‥‥ 4.9 µg

104g
- エネルギー‥‥ 89 kcal
- たんぱく質‥‥‥ 11.2 g
- 脂質‥‥‥‥‥‥‥ 0.7 g
- 食塩相当量‥‥‥‥ 1.0 g
- ビタミンD‥‥‥ 6.3 µg

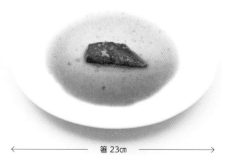
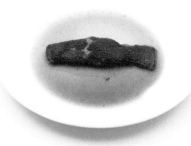
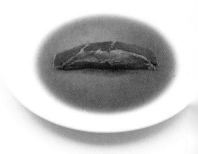

箸 23cm

138g

エネルギー‥ 266 kcal
たんぱく質 ‥‥‥ 18.9 g
脂質 ‥‥‥‥‥ 14.9 g
食塩相当量 ‥‥‥ 1.4 g
ビタミンD ‥‥‥ 3.2 µg

256g

エネルギー‥ 493 kcal
たんぱく質 ‥‥‥ 35.0 g
脂質 ‥‥‥‥‥ 27.6 g
食塩相当量 ‥‥‥ 2.7 g
ビタミンD ‥‥‥ 5.9 µg

食器の大きさ

← 26cm →

でき上がり 94gのときの

**栄養計算に使用した
おもな食材と重量**

マサバ‥‥‥‥‥‥‥‥‥‥‥ 61 g
しょうが‥‥‥‥‥‥‥‥‥‥ 1.9 g

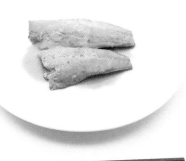

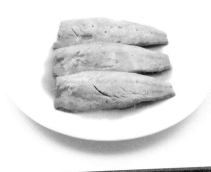

144g

エネルギー‥ 124 kcal
たんぱく質 ‥‥‥ 15.6 g
脂質 ‥‥‥‥‥ 1.0 g
食塩相当量 ‥‥‥ 1.4 g
ビタミンD ‥‥‥ 8.8 µg

266g

エネルギー‥ 229 kcal
たんぱく質 ‥‥‥ 28.7 g
脂質 ‥‥‥‥‥ 1.9 g
食塩相当量 ‥‥‥ 2.6 g
ビタミンD ‥‥‥ 16.2 µg

食器の大きさ

← 26cm →

でき上がり 104gのときの

**栄養計算に使用した
おもな食材と重量**

マガレイ ‥‥‥‥‥‥‥‥‥ 55 g
しょうが ‥‥‥‥‥‥‥‥‥ 3.1 g

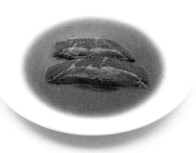

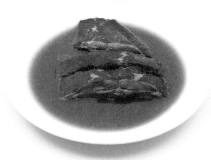

肉じゃが

調理方法や食材の種類によっても異なりますが、調理前の全体重量を100%とすると、調理後重量は89%ほどに減ります。これは調理過程における水分の蒸発によるものです。

73g

エネルギー……	85 kcal
たんぱく質………	2.2 g
脂質……………	5.7 g
食塩相当量……	0.5 g

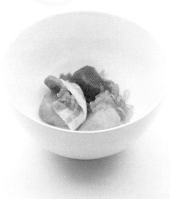

103g

エネルギー……	120 kcal
たんぱく質………	3.1 g
脂質……………	8.0 g
食塩相当量……	0.7 g

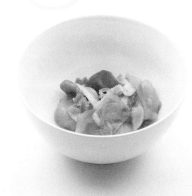

箸 23cm

197g

エネルギー……	230 kcal
たんぱく質………	5.9 g
脂質……………	15.3 g
食塩相当量……	1.3 g

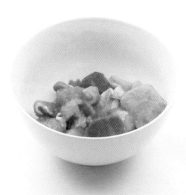

274g

エネルギー……	321 kcal
たんぱく質………	8.2 g
脂質……………	21.4 g
食塩相当量……	1.9 g

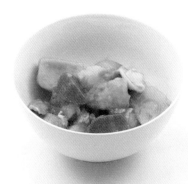

140g

エネルギー‥ 164 kcal
たんぱく質 ‥‥‥‥ 4.2 g
脂質‥‥‥‥‥‥ 10.9 g
食塩相当量‥‥‥ 1.0 g

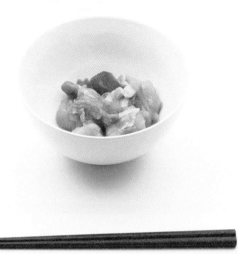

memo
じゃが芋の
重量の目安は？

男爵
皮つきで**150**g
皮を除いて**135**g

メークイン
皮つきで**150**g
皮を除いて**135**g

新じゃが
皮つきで**50**g
皮を除いて**45**g

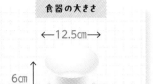

食器の大きさ

← 12.5㎝ →

6㎝

でき上がり
197gのときの | 栄養計算に使用した
おもな食材と重量

じゃが芋‥‥‥‥‥‥‥ 54 g
しらたき‥‥‥‥‥‥‥ 31 g
玉ねぎ‥‥‥‥‥‥‥‥ 31 g
牛ばら肉‥‥‥‥‥‥‥ 29 g
にんじん‥‥‥‥‥‥‥ 15 g
油‥‥‥‥‥‥‥‥‥‥ 3.7 g

381g

エネルギー‥ 446 kcal
たんぱく質 ‥‥‥ 11.4 g
脂質‥‥‥‥‥‥ 29.7 g
食塩相当量‥‥‥ 2.6 g

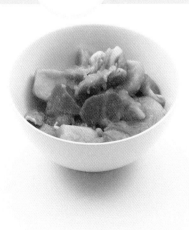

532g

エネルギー‥ 622 kcal
たんぱく質 ‥‥‥ 16.0 g
脂質‥‥‥‥‥‥ 41.5 g
食塩相当量‥‥‥ 3.6 g

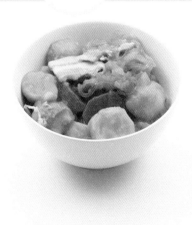

77

筑前煮

筑前煮の調理前後の重量変化率は92%で、肉じゃがと大きな差はありません。食材の切り方や種類によっても見え方が変わります。

52g
エネルギー‥‥‥ 44 kcal
たんぱく質 ‥‥‥‥ 2.0 g
脂質‥‥‥‥‥‥‥ 1.8 g
食塩相当量‥‥‥‥ 0.4 g

110g
エネルギー‥‥‥ 94 kcal
たんぱく質 ‥‥‥‥ 4.3 g
脂質‥‥‥‥‥‥‥ 3.9 g
食塩相当量‥‥‥‥ 0.9 g

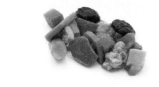

159g
エネルギー‥‥ 135 kcal
たんぱく質 ‥‥‥‥ 6.2 g
脂質‥‥‥‥‥‥‥ 5.6 g
食塩相当量‥‥‥‥ 1.3 g

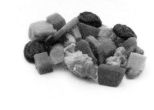

箸 23cm

肉野菜いため

キャベツなどの葉物野菜は加熱により水分が失われ、見た目のボリュームが小さくなります。

37g
エネルギー‥‥‥ 65 kcal
たんぱく質 ‥‥‥‥ 1.3 g
脂質‥‥‥‥‥‥‥ 5.4 g
食塩相当量‥‥‥‥ 0.7 g

76g
エネルギー‥‥ 133 kcal
たんぱく質 ‥‥‥‥ 2.6 g
脂質‥‥‥‥‥‥ 11.1 g
食塩相当量‥‥‥‥ 1.5 g

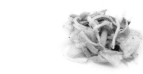

108g
エネルギー‥‥ 189 kcal
たんぱく質 ‥‥‥‥ 3.7 g
脂質‥‥‥‥‥‥ 15.8 g
食塩相当量‥‥‥‥ 2.1 g

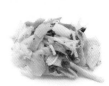

箸 23cm

230g エネルギー‥ 195 kcal
たんぱく質 ‥‥‥ 9.0 g
脂質‥‥‥‥‥‥ 8.0 g
食塩相当量‥‥‥ 1.9 g

478g エネルギー‥ 406 kcal
たんぱく質 ‥‥‥ 18.6 g
脂質‥‥‥‥‥‥ 16.7 g
食塩相当量‥‥‥ 3.9 g

食器の大きさ

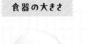

← 26cm →

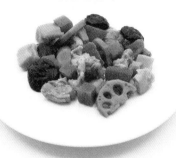

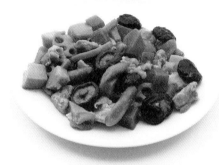

でき上がり
159gのときの

栄養計算に使用した
おもな食材と重量

里芋‥‥‥‥‥‥‥‥‥‥‥‥‥	31 g
鶏もも肉皮つき‥‥‥‥‥‥‥	26 g
板こんにゃく‥‥‥‥‥‥‥‥	22 g
にんじん‥‥‥‥‥‥‥‥‥‥	18 g
ごぼう‥‥‥‥‥‥‥‥‥‥‥	16 g
れんこん‥‥‥‥‥‥‥‥‥‥	15 g
油‥‥‥‥‥‥‥‥‥‥‥‥‥	1.8 g

155g エネルギー‥ 270 kcal
たんぱく質 ‥‥‥ 5.3 g
脂質‥‥‥‥‥‥ 22.6 g
食塩相当量‥‥‥ 3.0 g

316g エネルギー‥ 553 kcal
たんぱく質 ‥‥‥ 10.7 g
脂質‥‥‥‥‥‥ 46.1 g
食塩相当量‥‥‥ 6.2 g

食器の大きさ

← 26cm →

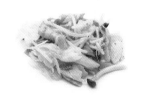

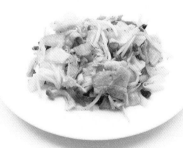

でき上がり
108gのときの

栄養計算に使用した
おもな食材と重量

キャベツ‥‥‥‥‥‥‥‥‥‥	57 g
玉ねぎ‥‥‥‥‥‥‥‥‥‥‥	29 g
にんじん‥‥‥‥‥‥‥‥‥‥	23 g
ベーコン‥‥‥‥‥‥‥‥‥‥	14 g
油‥‥‥‥‥‥‥‥‥‥‥‥‥	10 g

カットステーキ

写真に写っているのは赤身のビーフステーキで、薄くスライスされた市販品です。栄養成分値には牛肉以外の食材を含めていません。

44g
エネルギー……133 kcal
たんぱく質……10.9 g
脂質……10.4 g
食塩相当量……0 g
鉄……1.3 mg

104g
エネルギー……319 kcal
たんぱく質……26.1 g
脂質……24.9 g
食塩相当量……0.1 g
鉄……3.0 mg

163g
エネルギー……499 kcal
たんぱく質……40.8 g
脂質……39.0 g
食塩相当量……0.2 g
鉄……4.7 mg

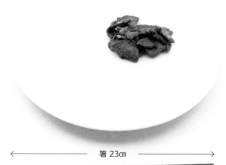
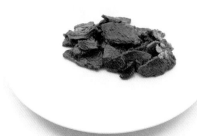
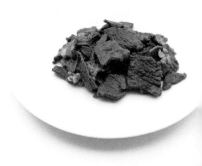

箸 23cm

ローストビーフ

写真に写っているローストビーフ1枚の重量は約8gです。 栄養成分値はソースなしの値ですが、通常肉自体にも味つけされるため、食塩は多く含まれています。

16g
エネルギー……30 kcal
たんぱく質……3.4 g
脂質……1.8 g
食塩相当量……0.1 g
鉄……0.4 mg

35g
エネルギー……66 kcal
たんぱく質……7.5 g
脂質……4.0 g
食塩相当量……0.3 g
鉄……0.8 mg

58g
エネルギー……111 kcal
たんぱく質……12.7 g
脂質……6.8 g
食塩相当量……0.5 g
鉄……1.3 mg

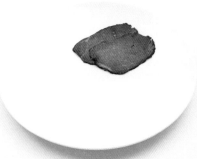
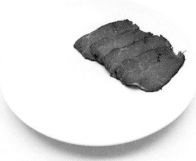
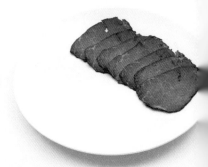

254g

エネルギー‥ 778 kcal
たんぱく質 ⋯⋯ 63.6 g
脂質 ⋯⋯⋯⋯⋯ 60.8 g
食塩相当量 ⋯⋯ 0.3 g
鉄 ⋯⋯⋯⋯⋯⋯ 7.4 mg

615g

エネルギー ⋯⋯ 1881 kcal
たんぱく質 ⋯⋯⋯ 153.7 g
脂質 ⋯⋯⋯⋯⋯⋯ 146.9 g
食塩相当量 ⋯⋯⋯ 0.6 g
鉄 ⋯⋯⋯⋯⋯⋯⋯ 17.8 mg

2つの料理の **食器の大きさ**

← 26cm →

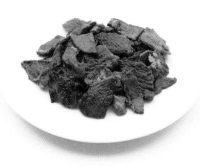

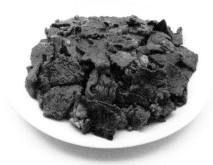

つけ合わせに

 「ブロッコリー」は116ジー

 「にんじん」は118ジー

 「フライドポテト」は110ジー

 「おろし大根」は106ジー

92g

エネルギー‥ 175 kcal
たんぱく質 ⋯⋯ 20.0 g
脂質 ⋯⋯⋯⋯⋯ 10.8 g
食塩相当量 ⋯⋯ 0.7 g
鉄 ⋯⋯⋯⋯⋯⋯ 2.1 mg

279g

エネルギー‥ 530 kcal
たんぱく質 ⋯⋯ 60.6 g
脂質 ⋯⋯⋯⋯⋯ 32.7 g
食塩相当量 ⋯⋯ 2.2 g
鉄 ⋯⋯⋯⋯⋯⋯ 6.4 mg

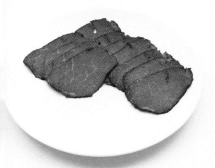

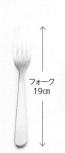

フォーク
19cm

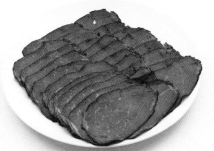

ナイフ
21cm

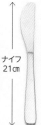

鶏肉の照り焼き

鶏肉を調理すると、脂肪分や水分が失われ重量が減少します。 皮つきの鶏もも肉の生の状態の重量を100%とした場合、ゆでると重量が70%に、焼くと61%になります。

20g
エネルギー‥‥‥60 kcal
たんぱく質‥‥‥4.0 g
脂質‥‥‥‥‥3.8 g
食塩相当量‥‥‥0.3 g

51g
エネルギー‥149 kcal
たんぱく質‥‥10.0 g
脂質‥‥‥‥‥9.4 g
食塩相当量‥‥‥0.7 g

80g
エネルギー‥235 kcal
たんぱく質‥‥15.9 g
脂質‥‥‥‥‥14.9 g
食塩相当量‥‥‥1.2 g

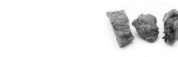
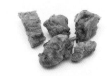

箸 23㎝

チキンステーキ

写真に示した重量には、ソースも含まれます。 皮つきの鶏もも肉（生）のエネルギー量は、同じ重量の皮なし鶏もも肉（生）と比較して約1.7倍です。

42g
エネルギー‥134 kcal
たんぱく質‥‥9.9 g
脂質‥‥‥‥‥9.9 g
食塩相当量‥‥‥1.0 g

76g
エネルギー‥243 kcal
たんぱく質‥‥18.0 g
脂質‥‥‥‥‥17.9 g
食塩相当量‥‥‥1.8 g

102g
エネルギー‥326 kcal
たんぱく質‥‥24.1 g
脂質‥‥‥‥‥24.0 g
食塩相当量‥‥‥2.4 g

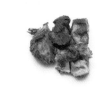
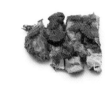

2つの料理の **食器の大きさ**

← 26cm →

127g エネルギー‥ 372 kcal
たんぱく質 ‥‥‥ 25.1 g
脂質‥‥‥‥‥‥ 23.6 g
食塩相当量‥‥‥ 1.9 g

324g エネルギー‥ 948 kcal
たんぱく質 ‥‥‥ 64.1 g
脂質‥‥‥‥‥‥ 60.2 g
食塩相当量‥‥‥ 4.8 g

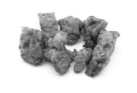

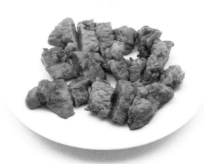

でき上がり 80gのときの **栄養計算に使用した おもな食材と重量**

鶏もも肉皮つき‥‥‥‥‥‥ 92 g
油‥‥‥‥‥‥‥‥‥‥‥‥ 1.8 g

でき上がり 102gのときの **栄養計算に使用した おもな食材と重量**

鶏もも肉皮つき‥‥‥‥‥‥ 140 g
にんにく‥‥‥‥‥‥‥‥‥ 4.8 g
油‥‥‥‥‥‥‥‥‥‥‥‥ 4.0 g

137g エネルギー‥ 436 kcal
たんぱく質 ‥‥‥ 32.2 g
脂質‥‥‥‥‥‥ 32.1 g
食塩相当量‥‥‥ 3.3 g

247g エネルギー‥ 785 kcal
たんぱく質 ‥‥‥ 58.0 g
脂質‥‥‥‥‥‥ 57.7 g
食塩相当量‥‥‥ 5.9 g

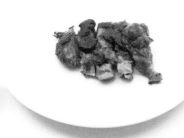

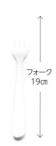

フォーク
19cm

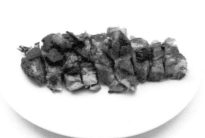

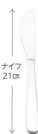

ナイフ
21cm

豚の角煮

同じ豚肉でも、角切りや薄切りなど切り方によって見え方が異なります。この角煮の場合、肉の大きさにばらつきがあり、1個あたりの重量は10〜30 g程度でした。

29g
エネルギー‥‥98 kcal
たんぱく質‥‥‥‥3.3 g
脂質‥‥‥‥‥‥‥7.7 g
食塩相当量‥‥‥‥0.3 g

65g
エネルギー‥220 kcal
たんぱく質‥‥‥‥7.4 g
脂質‥‥‥‥‥‥17.3 g
食塩相当量‥‥‥‥0.6 g

98g
エネルギー‥332 kcal
たんぱく質‥‥‥11.2 g
脂質‥‥‥‥‥‥26.1 g
食塩相当量‥‥‥‥0.9 g

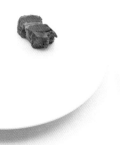

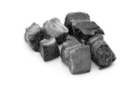

←————— 箸 23㎝ —————→

豚肉のしょうが焼き

豚肉の種類や厚み、玉ねぎの割合によって見え方が異なります。
写真は薄切り肉を使用したものです。

30g
エネルギー‥‥81 kcal
たんぱく質‥‥‥‥4.4 g
脂質‥‥‥‥‥‥‥5.3 g
食塩相当量‥‥‥‥0.3 g

67g
エネルギー‥181 kcal
たんぱく質‥‥‥‥9.8 g
脂質‥‥‥‥‥‥11.9 g
食塩相当量‥‥‥‥0.6 g

99g
エネルギー‥269 kcal
たんぱく質‥‥‥14.5 g
脂質‥‥‥‥‥‥17.7 g
食塩相当量‥‥‥‥0.9 g

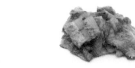
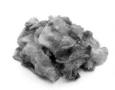

←————— 箸 23㎝ —————→

食器の大きさ

← 26㎝ →

150g
エネルギー‥‥508 kcal
たんぱく質‥‥‥17.1 g
脂質‥‥‥‥‥‥40.0 g
食塩相当量‥‥‥‥1.4 g

351g
エネルギー‥‥1187 kcal
たんぱく質‥‥‥‥40.0 g
脂質‥‥‥‥‥‥‥93.4 g
食塩相当量‥‥‥‥‥3.4 g

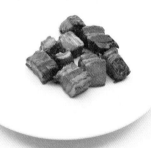

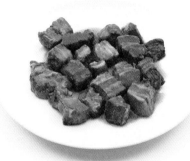

でき上がり
98gのときの
**栄養計算に使用した
おもな食材と重量**

豚ばら肉‥‥‥‥‥‥‥‥‥ 74 g
大根‥‥‥‥‥‥‥‥‥‥‥ 42 g

食器の大きさ

← 26㎝ →

148g
エネルギー‥‥401 kcal
たんぱく質‥‥‥21.6 g
脂質‥‥‥‥‥‥26.3 g
食塩相当量‥‥‥‥1.4 g

328g
エネルギー‥‥889 kcal
たんぱく質‥‥‥‥47.9 g
脂質‥‥‥‥‥‥‥58.4 g
食塩相当量‥‥‥‥‥3.1 g

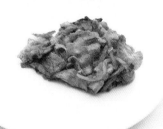

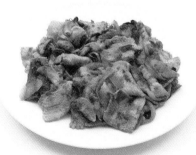

でき上がり
99gのときの
**栄養計算に使用した
おもな食材と重量**

豚ロース肉‥‥‥‥‥‥‥‥ 71 g
玉ねぎ‥‥‥‥‥‥‥‥‥‥ 23 g
しょうが‥‥‥‥‥‥‥‥‥3.6 g
油‥‥‥‥‥‥‥‥‥‥‥‥4.0 g

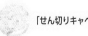

「せん切りキャベツ」は112㌘

エビのチリソース

エビの大きさにより、エビ1尾あたりの重量は大きく異なります。
アカエビの重量変化率は、ゆでた場合79%、焼いた場合84%です。

18g
エネルギー········ 25 kcal
たんぱく質··········1.9 g
脂質···············0.9 g
食塩相当量·········0.3 g
コレステロール····· 14 mg

47g
エネルギー········ 64 kcal
たんぱく質··········4.8 g
脂質···············2.3 g
食塩相当量·········0.7 g
コレステロール····· 35 mg

77g
エネルギー········ 106 kcal
たんぱく質··········7.9 g
脂質···············3.9 g
食塩相当量·········1.2 g
コレステロール····· 59 mg

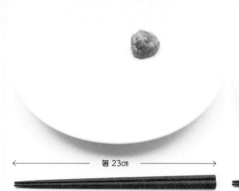
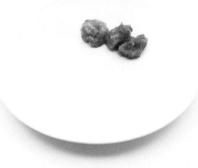
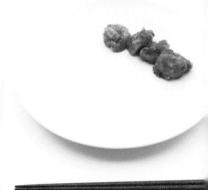

箸 23cm

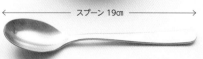

麻婆豆腐

栄養成分値はもめん豆腐をもとにしています。カルシウム量は豆腐の種類よりも、
凝固剤の種類(塩化マグネシウムか硫酸カルシウムか)によって大きく異なります。

73g
エネルギー···· 74 kcal
たんぱく質······ 4.7 g
脂質·············4.8 g
食塩相当量····· 0.6 g
カルシウム······ 43 mg

130g
エネルギー···· 132 kcal
たんぱく質······ 8.4 g
脂質·············8.6 g
食塩相当量····· 1.1 g
カルシウム······ 77 mg

174g
エネルギー···· 178 kcal
たんぱく質······ 11.3 g
脂質·············11.5 g
食塩相当量····· 1.4 g
カルシウム····· 103 mg

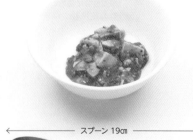
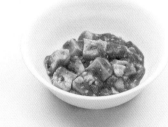
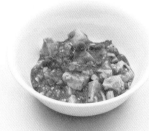

スプーン 19cm

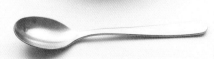
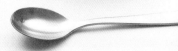

127g

エネルギー…… 175 kcal
たんぱく質………… 13.1 g
脂質……………… 6.3 g
食塩相当量………… 2.0 g
コレステロール…… 96 mg

346g

エネルギー…… 477 kcal
たんぱく質………… 35.6 g
脂質……………… 17.3 g
食塩相当量………… 5.5 g
コレステロール… 263 mg

食器の大きさ

← 26㎝ →

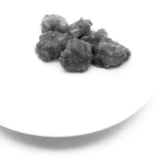

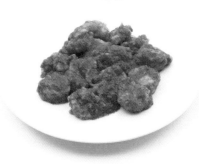

でき上がり
77gのときの
栄養計算に使用した
おもな食材と重量

ブラックタイガー	39 g
玉ねぎ	19 g
ねぎ	7.7 g
しょうが	1.1 g
にんにく	0.8 g
油	3.7 g

232g

エネルギー… 236 kcal
たんぱく質…… 15.1 g
脂質………… 15.3 g
食塩相当量…… 1.9 g
カルシウム…… 137 mg

414g

エネルギー… 422 kcal
たんぱく質…… 26.9 g
脂質………… 27.3 g
食塩相当量…… 3.4 g
カルシウム…… 244 mg

食器の大きさ

← 16.5㎝ →

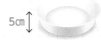

5㎝

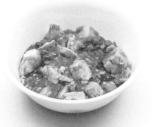

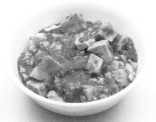

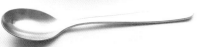

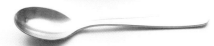

でき上がり
174gのときの
栄養計算に使用した
おもな食材と重量

もめん豆腐	99 g
豚ひき肉	20 g
ねぎ	9.9 g
しょうが	1.3 g
にんにく	0.8 g
油	3.1 g

牛肉と野菜のいため物

牛肉や玉ねぎは加熱でかさが減りますが、ピーマンはあまり変わりません。ピーマンの比率によっても見た目のボリューム感が異なります。

32g
エネルギー···· 62 kcal
たんぱく質 ······ 3.3 g
脂質 ············· 3.7 g
食塩相当量 ······ 0.5 g

69g
エネルギー··· 135 kcal
たんぱく質 ······ 7.1 g
脂質 ············· 8.2 g
食塩相当量 ······ 1.0 g

103g
エネルギー··· 200 kcal
たんぱく質 ····· 10.6 g
脂質 ············ 12.1 g
食塩相当量 ······ 1.5 g

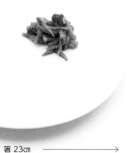
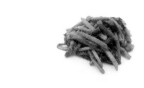
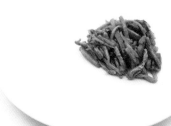

←——— 箸 23㎝ ———→

酢豚

酢豚を調理すると、調理過程で水分や脂肪が失われるためでき上がりは生の食材の総重量の約67%になります[b)]。

60g
エネルギー···· 84 kcal
たんぱく質 ······ 4.6 g
脂質 ············· 4.2 g
食塩相当量 ······ 0.4 g

111g
エネルギー··· 157 kcal
たんぱく質 ······ 8.6 g
脂質 ············· 7.8 g
食塩相当量 ······ 0.8 g

152g
エネルギー··· 214 kcal
たんぱく質 ····· 11.7 g
脂質 ············ 10.6 g
食塩相当量 ······ 1.1 g

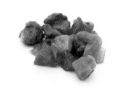
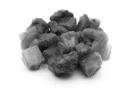

←——— 箸 23㎝ ———→

食器の大きさ

← 26cm →

152g

エネルギー‥ 295 kcal
たんぱく質 ‥‥‥ 15.6 g
脂質‥‥‥‥‥‥ 17.9 g
食塩相当量‥‥‥ 2.3 g

331g

エネルギー‥ 646 kcal
たんぱく質 ‥‥‥ 34.1 g
脂質‥‥‥‥‥‥ 39.1 g
食塩相当量‥‥‥ 5.0 g

でき上がり
103gのときの

**栄養計算に使用した
おもな食材と重量**

牛もも肉‥‥‥‥‥‥‥‥‥‥‥ 48 g
玉ねぎ‥‥‥‥‥‥‥‥‥‥‥‥ 37 g
ピーマン‥‥‥‥‥‥‥‥‥‥‥ 21 g
にんにく‥‥‥‥‥‥‥‥‥‥ 1.4 g
油‥‥‥‥‥‥‥‥‥‥‥‥‥ 5.5 g

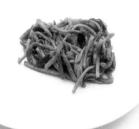

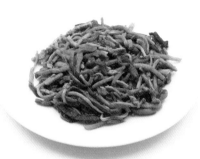

食器の大きさ

← 26cm →

206g

エネルギー‥ 290 kcal
たんぱく質 ‥‥‥ 15.9 g
脂質‥‥‥‥‥‥ 14.4 g
食塩相当量‥‥‥ 1.5 g

382g

エネルギー‥ 539 kcal
たんぱく質 ‥‥‥ 29.4 g
脂質‥‥‥‥‥‥ 26.8 g
食塩相当量‥‥‥ 2.8 g

でき上がり
152gのときの

**栄養計算に使用した
おもな食材と重量**

豚もも肉‥‥‥‥‥‥‥‥‥‥‥ 49 g
玉ねぎ‥‥‥‥‥‥‥‥‥‥‥‥ 35 g
にんじん‥‥‥‥‥‥‥‥‥‥‥ 18 g
水煮たけのこ‥‥‥‥‥‥‥‥‥ 17 g
ピーマン‥‥‥‥‥‥‥‥‥‥‥ 16 g
油‥‥‥‥‥‥‥‥‥‥‥‥‥ 5.5 g

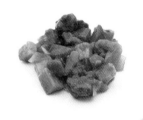

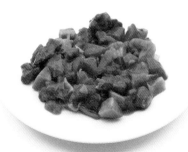

グリーンカレー

ボール状の器では、上半分のほうが下半分よりも容量が多いため、汁を器の半分の高さまで飲んだとしても、半分よりも多い量を飲んでいることがあります。

68g
エネルギー‥‥‥ 80 kcal
たんぱく質‥‥‥‥ 4.0 g
脂質‥‥‥‥‥‥‥ 5.5 g
食塩相当量‥‥‥‥ 0.7 g

114g
エネルギー‥ 136 kcal
たんぱく質‥‥‥‥ 6.7 g
脂質‥‥‥‥‥‥‥ 9.3 g
食塩相当量‥‥‥‥ 1.1 g

148g
エネルギー‥ 176 kcal
たんぱく質‥‥‥‥ 8.7 g
脂質‥‥‥‥‥‥ 12.1 g
食塩相当量‥‥‥‥ 1.5 g

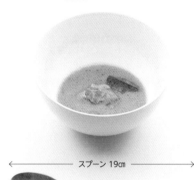
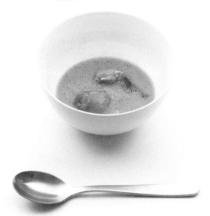
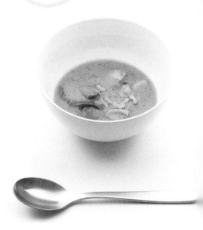

← スプーン 19cm →

クリームシチュー

具材の種類や量によって全体の重量が変わります。 写真はレトルトのシチューを撮影したもので、栄養計算に用いた配合よりも具が少なめです。

131g
エネルギー‥ 104 kcal
たんぱく質‥‥‥‥ 5.0 g
脂質‥‥‥‥‥‥‥ 5.1 g
食塩相当量‥‥‥‥ 0.7 g
カルシウム‥‥‥ 28 mg

227g
エネルギー‥ 180 kcal
たんぱく質‥‥‥‥ 8.6 g
脂質‥‥‥‥‥‥‥ 8.9 g
食塩相当量‥‥‥‥ 1.2 g
カルシウム‥‥‥ 48 mg

301g
エネルギー‥ 238 kcal
たんぱく質‥‥‥ 11.4 g
脂質‥‥‥‥‥‥ 11.7 g
食塩相当量‥‥‥‥ 1.6 g
カルシウム‥‥‥ 63 mg

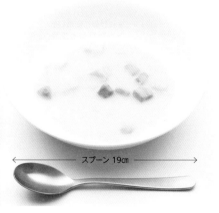
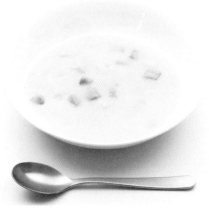
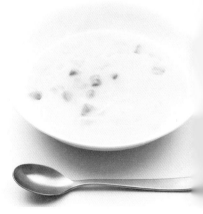

← スプーン 19cm →

192g

エネルギー‥ 228 kcal
たんぱく質 ‥‥‥ 11.3 g
脂質‥‥‥‥‥‥ 15.7 g
食塩相当量‥‥‥ 1.9 g

324g

エネルギー‥ 385 kcal
たんぱく質 ‥‥‥ 19.1 g
脂質‥‥‥‥‥‥ 26.5 g
食塩相当量‥‥‥ 3.3 g

食器の大きさ

←15.2cm→

7.5cm

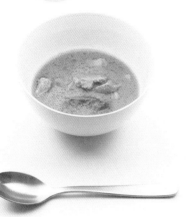
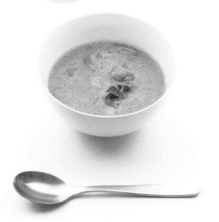

でき上がり 148gのときの

栄養計算に使用した おもな食材と重量

ごはん	58 g
鶏もも肉　皮つき　ゆで	33 g
水煮たけのこ	16 g
じゃが芋	14 g
豚肩肉	12 g
米なす　素揚げ	12 g
玉ねぎ	12 g
キンサイ	8.2 g
にんじん	6.5 g
ココナッツパウダー	7.4 g
カレールウ	5.8 g
油	1.9 g

398g

エネルギー‥ 314 kcal
たんぱく質 ‥‥‥ 15.1 g
脂質‥‥‥‥‥‥ 15.5 g
食塩相当量‥‥‥‥ 2.1 g
カルシウム‥‥‥ 84 mg

696g

エネルギー‥ 550 kcal
たんぱく質 ‥‥‥ 26.4 g
脂質‥‥‥‥‥‥ 27.1 g
食塩相当量‥‥‥‥ 3.7 g
カルシウム‥‥‥ 146 mg

食器の大きさ

← 23cm →

4.8cm

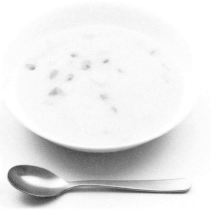
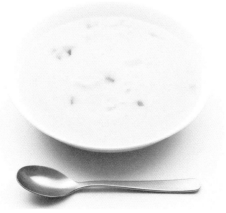

でき上がり 301gのときの

栄養計算に使用した おもな食材と重量

じゃが芋	52 g
玉ねぎ	41 g
牛乳	41 g
鶏胸肉　皮つき	35 g
にんじん	21 g
バター	5.2 g
油	3.5 g

豚カツ

乾燥パン粉を使った場合、肉自体の重量の約14%の油を吸収します。乾燥パン粉より水分が多い生パン粉を使うと、水分が揚げ油と置換されるため、吸油率が高くなります[b]。

28g
エネルギー‥ 121 kcal
たんぱく質 ……… 6.2 g
脂質 ………………… 10.1 g
食塩相当量 ……… 0.1 g

70g
エネルギー‥ 302 kcal
たんぱく質 …… 15.5 g
脂質 ………………… 25.2 g
食塩相当量 ……… 0.2 g

105g
エネルギー‥ 450 kcal
たんぱく質 …… 23.1 g
脂質 ………………… 37.7 g
食塩相当量 ……… 0.3 g

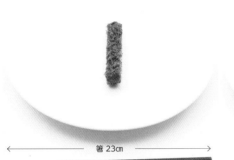
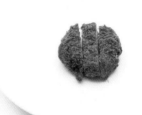
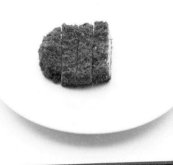

箸 23cm

ウナギのかば焼き

ウナギ1串の目安は100 gです。ウナギを生で購入する家庭は稀なので、重量をつかみやすい食材といえそうです。

11g
エネルギー ‥‥ 30 kcal
たんぱく質 ……… 2.4 g
脂質 ………………… 2.2 g
食塩相当量 ……… 0.1 g
ビタミンD …… 2.0 μg

23g
エネルギー ‥‥ 64 kcal
たんぱく質 ……… 5.2 g
脂質 ………………… 4.7 g
食塩相当量 ……… 0.3 g
ビタミンD …… 4.3 μg

33g
エネルギー ‥‥ 93 kcal
たんぱく質 ……… 7.5 g
脂質 ………………… 6.8 g
食塩相当量 ……… 0.4 g
ビタミンD …… 6.2 μg

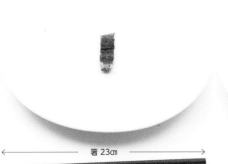
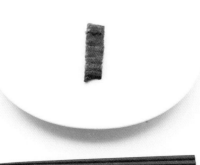
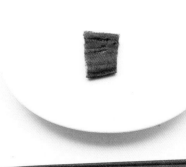

箸 23cm

食器の大きさ

← 26cm →

152g

エネルギー‥ 653 kcal
たんぱく質 ‥‥‥ 33.5 g
脂質‥‥‥‥‥ 54.7 g
食塩相当量‥‥‥‥ 0.5 g

343g

エネルギー 1471 kcal
たんぱく質 ‥‥‥ 75.5 g
脂質‥‥‥‥‥ 123.1 g
食塩相当量‥‥‥‥ 1.0 g

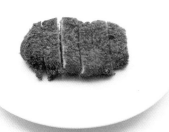

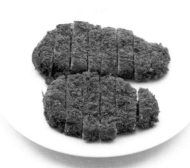

 「せん切りキャベツ」は112ページ

ⓜⓔⓜⓞ
豚カツの衣は？

日本食品標準成分表では、「ロース 脂身つき」と「ヒレ肉」について「とんかつ」の栄養成分値が載っています。その成分値における、調理前の肉100 gに対する調理前の衣の重量と吸油率は以下のとおりです。

●「ロース 脂身つき」を揚げた豚カツ
　衣の重量　21.6 g
　調理後の吸油率　肉の重量の14.0%
●「ヒレ肉」を揚げた豚カツ
　衣の重量　30.0 g
　調理後の吸油率　肉の重量の20.7%
写真と栄養成分値はロース肉をもとにしています。

53g

エネルギー‥ 152 kcal
たんぱく質 ‥‥‥ 12.3 g
脂質‥‥‥‥‥ 11.2 g
食塩相当量‥‥‥‥ 0.7 g
ビタミンD ‥‥ 10.1 μg

121g

エネルギー‥ 345 kcal
たんぱく質 ‥‥‥ 27.8 g
脂質‥‥‥‥‥ 25.4 g
食塩相当量‥‥‥‥ 1.6 g
ビタミンD ‥‥ 23.0 μg

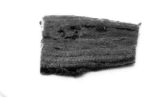

食器の大きさ

← 26cm →

93

鶏のから揚げ

から揚げは鶏肉そのものの大きさや衣のタイプにより体積が大きく異なります。

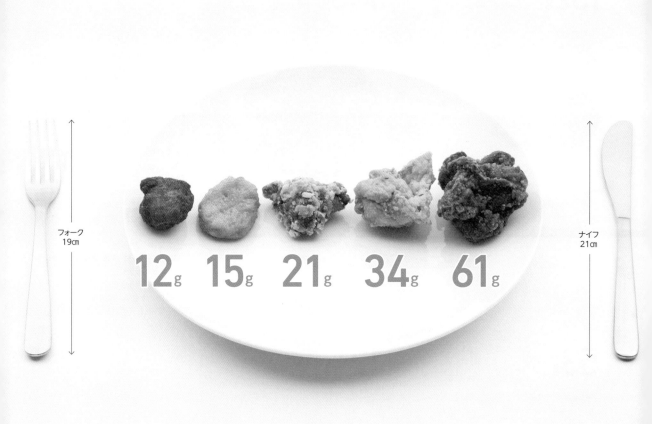

フォーク
19cm

12g　**15**g　**21**g　**34**g　**61**g

ナイフ
21cm

重量別「鶏のから揚げ」の栄養成分の目安

重量	エネルギー	たんぱく質	脂質	食塩相当量
15 g	46 kcal	2.6 g	3.5 g	0.2 g
30 g	91 kcal	5.3 g	7.1 g	0.4 g
60 g	182 kcal	10.6 g	14.1 g	0.8 g
100 g	304 kcal	17.6 g	23.5 g	1.3 g

食器の大きさ

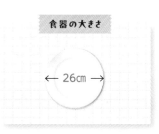

← 26cm →

ハンバーグ

家庭用レシピでは1人前に使用するひき肉は100 g程度ですが、
外食では大きめのものも多く、肉の重量がメニューに書いてあることもよくあります。

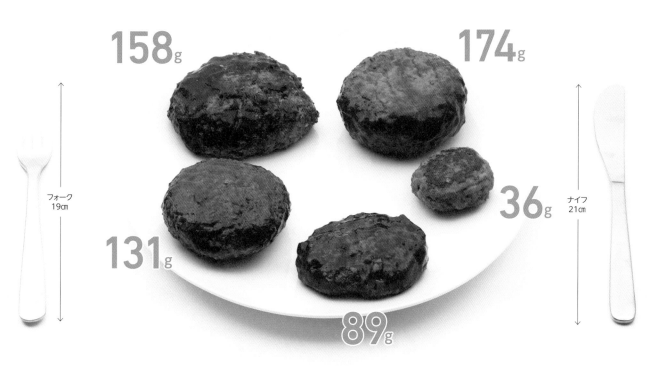

158g
174g
フォーク
19cm
ナイフ
21cm
131g
36g
89g

重量別「ハンバーグ」の栄養成分の目安

重量	エネルギー	たんぱく質	脂質	食塩相当量
50 g	128 kcal	6.9 g	8.8 g	0.6 g
100 g	256 kcal	13.7 g	17.6 g	1.2 g
150 g	384 kcal	20.6 g	26.4 g	1.8 g
200 g	512 kcal	27.4 g	35.2 g	2.4 g

食器の大きさ

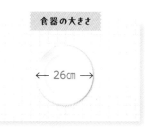

← 26cm →

魚の干物

写真の重量は骨などの廃棄部分を含んだ重量です。
廃棄率が魚により異なるので、口に入る重量がつかみにくい素材です。

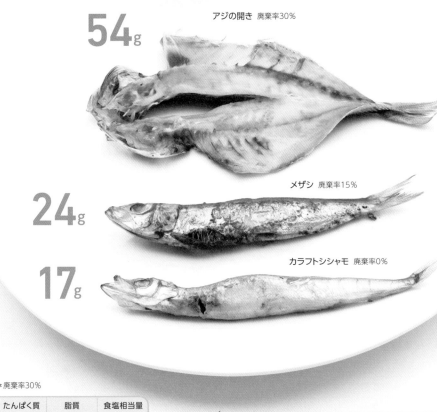

54g アジの開き 廃棄率30%

24g メザシ 廃棄率15%

17g カラフトシシャモ 廃棄率0%

「アジの開き（焼き）」で見る
「魚の干物」の栄養成分の目安 ＊廃棄率30%

重量	口に入る重量	エネルギー	たんぱく質	脂質	食塩相当量
143 g	**100** g	194 kcal	24.6 g	12.3 g	2.0 g
54 g	**38** g	73 kcal	9.3 g	4.6 g	0.8 g

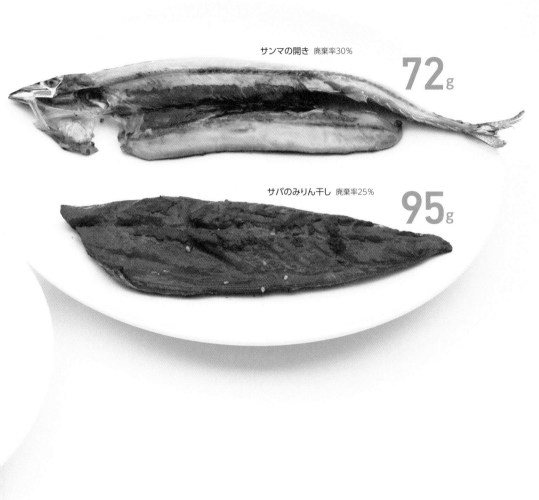

サンマの開き 廃棄率30%

72g

サバのみりん干し 廃棄率25%

95g

箸 23㎝

食器の大きさ

← 26㎝ →

97

シュウマイ

シュウマイの皮は1枚3 g、餃子の皮は1枚4 g程度です[a]。
参考までに、左端のものはよく売られているチェーン店Kのシュウマイです。

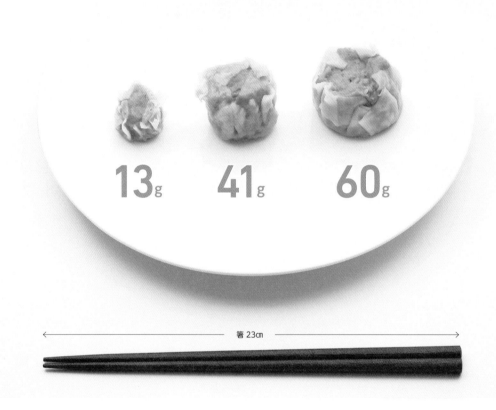

箸 23㎝

重量別「シュウマイ」の栄養成分の目安

重量	エネルギー	たんぱく質	脂質	食塩相当量
15 g	51 kcal	1.7 g	2.6 g	0.1 g
40 g	136 kcal	4.6 g	6.9 g	0.4 g
60 g	203 kcal	6.9 g	10.3 g	0.6 g
100 g	339 kcal	11.5 g	17.2 g	1.0 g

食器の大きさ

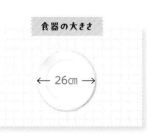

← 26㎝ →

餃子

いくつかの外食の餃子や中華チェーン店で写真の26 gの形状の餃子を計量してみたところ、1個あたり20〜30 g程度でした（編集部調べ）。

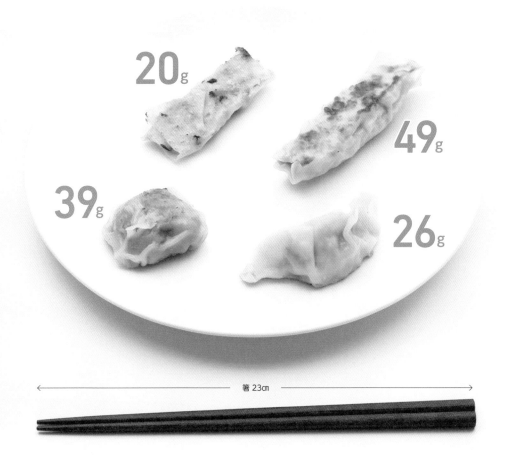

20g

49g

39g

26g

箸 23㎝

重量別「餃子」の栄養成分の目安

重量	エネルギー	たんぱく質	脂質	食塩相当量
20 g	54 kcal	2.2 g	2.3 g	0.1 g
30 g	81 kcal	3.3 g	3.4 g	0.1 g
40 g	108 kcal	4.4 g	4.6 g	0.2 g
100 g	270 kcal	11.0 g	11.4 g	0.4 g

食器の大きさ

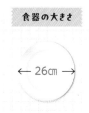

← 26㎝ →

肉団子

一番小さいものはお弁当用のレトルトのミートボールです。
栄養計算には豚ひき肉と玉ねぎを具材とするレシピを使用しました。

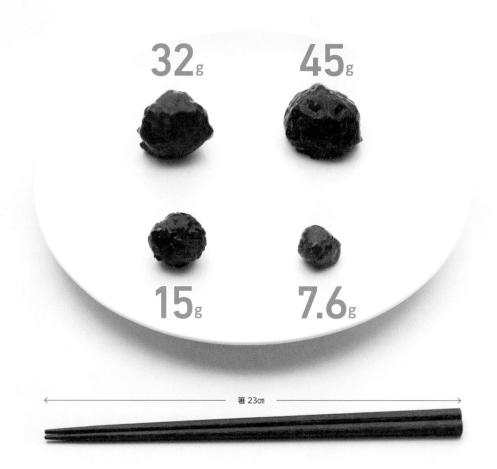

32g 45g

15g 7.6g

箸 23cm

重量別「肉団子」の栄養成分の目安

重量	エネルギー	たんぱく質	脂質	食塩相当量
15 g	36 kcal	1.3 g	2.6 g	0.2 g
30 g	71 kcal	2.5 g	5.2 g	0.5 g
45 g	107 kcal	3.8 g	7.8 g	0.7 g
100 g	237 kcal	8.4 g	17.4 g	1.6 g

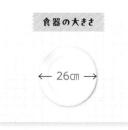

食器の大きさ

← 26cm →

メンチカツ

肉団子の吸油率は重量の1%ですが、メンチカツは衣が油をたくさん吸収するため吸油率がより高いです。 衣の厚みによりますが、衣を含む重量の5〜12%程度のようです[b)]。

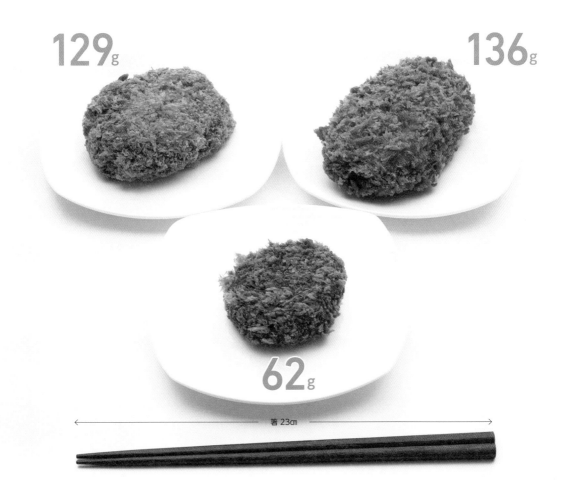

129g

136g

62g

箸 23cm

重量別「メンチカツ」の栄養成分の目安

重量	エネルギー	たんぱく質	脂質	食塩相当量
60 g	222 kcal	8.8 g	14.5 g	0.4 g
100 g	370 kcal	14.6 g	24.1 g	0.7 g
120 g	444 kcal	17.5 g	28.9 g	0.9 g
150 g	555 kcal	21.9 g	36.2 g	1.1 g

食器の大きさ

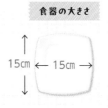

15cm ← 15cm →

サラダチキン

サラダチキンは形状が様々です。 食塩の量も製品ごとの味つけにより違いがあるため、表示を確認するとよいでしょう。

60g

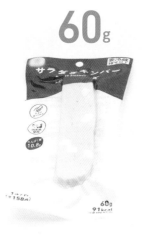

70g

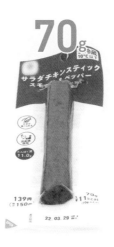

80g

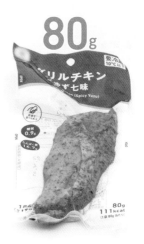

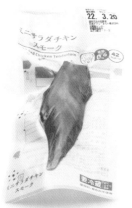

35g

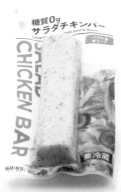

60g

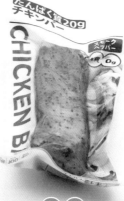

88g

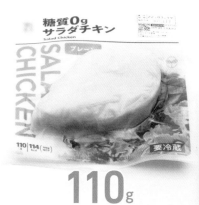

110g

重量別「サラダチキン」の栄養成分の目安

重量	エネルギー	たんぱく質	脂質	食塩相当量
40 g	54 kcal	9.9 g	0.8 g	0.4 g
60 g	81 kcal	14.8 g	1.3 g	0.6 g
80 g	108 kcal	19.8 g	1.7 g	0.7 g
100 g	135 kcal	24.7 g	2.1 g	0.9 g

Part 5

野菜などの つけ合わせ素材

For example

このブロッコリーの
重量をつかむには…

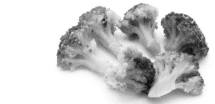

→116ページを ☑

ブロッコリーはゆでると1割ほど重くなります。

オニオンスライス

食事内容の聞きとりで「玉ねぎ1個」との答えで重量がないときは、まず大きさをたずね、大きさが不明なら標準的な大きさの重量を当てはめます。

2.9g
エネルギー………… 1 kcal
利用可能炭水化物… 0.2 g
食物繊維総量……… 0 g
食塩相当量………… 0 g

9.0g
エネルギー………… 3 kcal
利用可能炭水化物… 0.6 g
食物繊維総量……… 0.1 g
食塩相当量………… 0 g

15g
エネルギー………… 5 kcal
利用可能炭水化物… 1.0 g
食物繊維総量……… 0.2 g
食塩相当量………… 0 g

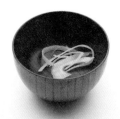

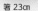
箸 23cm

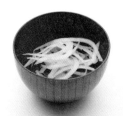

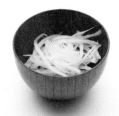

刻みねぎ

ねぎ(根深ねぎ)を刻んだものです。
ねぎは根元と緑の葉の部分が全体重量の40%程度を占めます。

1.4g
エネルギー………… 0 kcal
利用可能炭水化物… 0.1 g
食物繊維総量……… 0 g
食塩相当量………… 0 g

4.4g
エネルギー………… 2 kcal
利用可能炭水化物… 0.3 g
食物繊維総量……… 0.1 g
食塩相当量………… 0 g

7.8g
エネルギー………… 3 kcal
利用可能炭水化物… 0.5 g
食物繊維総量……… 0.2 g
食塩相当量………… 0 g

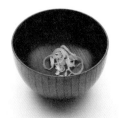

箸 23cm

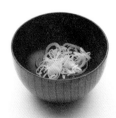

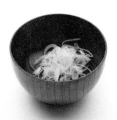

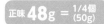

正味**48**g = 1/4個
(50g)

26g

エネルギー………… 9 kcal
利用可能炭水化物… 1.8 g
食物繊維総量……… 0.4 g
食塩相当量………… 0 g

78g

エネルギー………… 26 kcal
利用可能炭水化物… 5.4 g
食物繊維総量……… 1.2 g
食塩相当量………… 0 g

 2つの
食材の **食器の大きさ**

← 11.5cm →

↑
6.7cm
↓

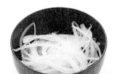

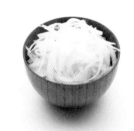

m e m o
玉ねぎの重量の目安は?

1個 **200**g
(直径7〜8cm)

正味 **190**g
(皮、底盤部、頭部を除いて)

1個(大) **250**g (正味235 g)
1個(小) **120**g (正味110 g)
みじん切り(大さじ1) **10**g

●料理に使う玉ねぎの重量の目安 (各料理
の左から3番目の料理重量での一般的な使用量)

p.38 クラムチャウダー… 20 g(約1/10個分)
p.48 牛丼………………… 20 g(約1/10個分)
p.62 焼きそば…………… 20 g(約1/10個分)

25g = 10cm長さ

14g

エネルギー………… 5 kcal
利用可能炭水化物… 0.9 g
食物繊維総量……… 0.3 g
食塩相当量………… 0 g

44g

エネルギー………… 15 kcal
利用可能炭水化物… 2.8 g
食物繊維総量……… 1.1 g
食塩相当量………… 0 g

m e m o
ねぎの重量の目安は?

1本 **165**g
(直径2cm)

正味 **100**g
(株元、緑葉部を除いて)

10cm=**25**g
小口切り2mm幅の大さじ1 **6**g
小口切り2mm幅の小さじ1 **2**g
みじん切り3mm角の大さじ1 **9**g
みじん切り3mm角の小さじ1 **3**g

●料理に使うねぎの重量の目安 (各料理
の左から3番目の料理重量での一般的な使用量)

p.40 みそ汁 小口切り
………… 7 gほど(大さじ1強)
p.56 かけそば 小口切り
………… 4 gほど(小さじ2)
p.86 麻婆豆腐 みじん切り
………… 10 gほど(大さじ1強)

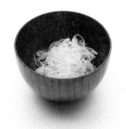

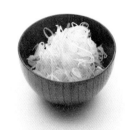

おろし大根

おろし大根は1カップ200 g[a]程度です。 大根1本は1200 g（正味1000 g）[a]ですが、95%が水分であるため、エネルギーは低く、1本あたりおよそ150 kcalです。

| **13**g | エネルギー………… 2 kcal
利用可能炭水化物… 0.4 g
食物繊維総量……… 0.2 g
食塩相当量………… 0 g | **28**g | エネルギー………… 4 kcal
利用可能炭水化物… 0.8 g
食物繊維総量……… 0.4 g
食塩相当量………… 0 g | **40**g | エネルギー………… 6 kcal
利用可能炭水化物… 1.1 g
食物繊維総量……… 0.5 g
食塩相当量………… 0 g |

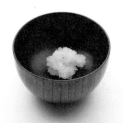 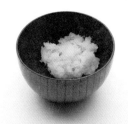 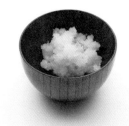

箸 23㎝

大根 つま

体積が大きく、重量がつかみにくい切り方の一つです。 刺し身に添えられていることが多いので、食事調査では刺し身を食べた人に対して大根のつまを食べたかどうかをたずねます。

| **9.2**g | エネルギー………… 1 kcal
利用可能炭水化物… 0.3 g
食物繊維総量……… 0.1 g
食塩相当量………… 0 g | **22**g | エネルギー………… 3 kcal
利用可能炭水化物… 0.6 g
食物繊維総量……… 0.3 g
食塩相当量………… 0 g | **33**g | エネルギー………… 5 kcal
利用可能炭水化物… 0.9 g
食物繊維総量……… 0.4 g
食塩相当量………… 0 g |

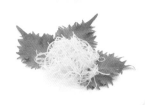 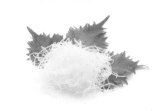 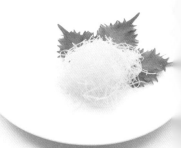

箸 23㎝

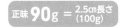

正味**90**g = 2.5㎝長さ (100g)

正味**100**g = 1/10本 (120g)

食器の大きさ

← 11.5㎝ →

6.7㎝

58g

エネルギー‥‥‥‥‥ 9 kcal
利用可能炭水化物‥‥ 1.6 g
食物繊維総量‥‥‥‥ 0.8 g
食塩相当量‥‥‥‥‥ 0 g

123g

エネルギー‥‥‥‥‥ 18 kcal
利用可能炭水化物‥‥ 3.4 g
食物繊維総量‥‥‥‥ 1.6 g
食塩相当量‥‥‥‥‥ 0 g

m e m o
おろし大根の成分値の見方は…?
　食品成分表に載っている「おろし」は、おろしたあときつく搾って「おろし汁」と分けたものです。おろす前の大根を100とすると、おろし18、おろし汁82という割合です。もし搾らないのであれば、生の成分値を使うのが妥当です。

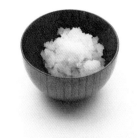

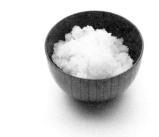

正味**90**g = 2.5㎝長さ (100g)

正味**100**g = 1/10本 (120g)

食器の大きさ

← 26㎝ →

51g

エネルギー‥‥‥‥‥ 8 kcal
利用可能炭水化物‥‥ 1.4 g
食物繊維総量‥‥‥‥ 0.7 g
食塩相当量‥‥‥‥‥ 0 g

120g

エネルギー‥‥‥‥‥ 18 kcal
利用可能炭水化物‥‥ 3.4 g
食物繊維総量‥‥‥‥ 1.6 g
食塩相当量‥‥‥‥‥ 0 g

m e m o
大根の重量の目安は?

5 ㎝ **200**g
（直径約7㎝）

正味 **180**g
（皮を除いて）

1本 **1200**g（正味1000 g）
おろし大根 1ｶｯﾌﾟ **200**g

●料理に使う大根の重量の目安（各料理の左から3番目の料理重量での一般的な使用量）
p.40 豚汁
‥‥ 22 g（1㎝厚さのいちょう切り2～3切れ）
p.84 豚の角煮
‥‥ 42 g（5㎝長さの約1/4個）

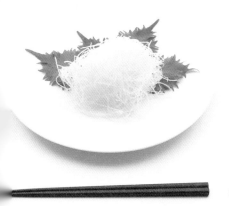

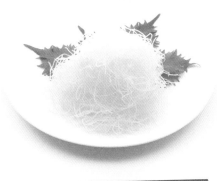

わかめ

市販の乾燥カットわかめをお湯でもどしたものです。
乾燥わかめはお湯でもどすと重量が11〜12倍に増えます。

1.9g
エネルギー··········· 0 kcal
利用可能炭水化物··· 0 g
食物繊維総量······· 0.1 g
食塩相当量··········· 0 g

4.9g
エネルギー··········· 1 kcal
利用可能炭水化物··· 0 g
食物繊維総量······· 0.1 g
食塩相当量········· 0.1 g

7.7g
エネルギー··········· 1 kcal
利用可能炭水化物··· 0.1 g
食物繊維総量······· 0.2 g
食塩相当量········· 0.1 g

箸 23cm

刻み揚げ

油揚げ1枚は、ふっくらしているタイプだと20 g、肉厚なタイプだと40 g程度あります[a]。
写真に写っているのは前者のふっくらしているタイプです。

2.0g
エネルギー··········· 8 kcal
脂質··············· 0.7 g
利用可能炭水化物··· 0 g
食物繊維総量········· 0 g
食塩相当量··········· 0 g

4.9g
エネルギー········· 18 kcal
脂質··············· 1.7 g
利用可能炭水化物··· 0 g
食物繊維総量······· 0.1 g
食塩相当量··········· 0 g

7.8g
エネルギー········· 29 kcal
脂質··············· 2.7 g
利用可能炭水化物··· 0 g
食物繊維総量······· 0.1 g
食塩相当量··········· 0 g

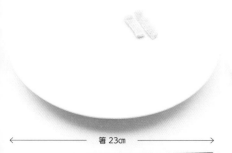
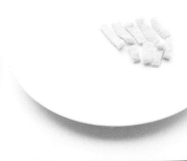

箸 23cm

2つの食材の **食器の大きさ**

← 26cm →

memo
カットわかめの重量の目安は?

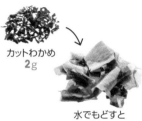

カットわかめ
2g

↓

水でもどすと
24g

12g
エネルギー	2 kcal
利用可能炭水化物	0.1 g
食物繊維総量	0.4 g
食塩相当量	0.2 g

30g
エネルギー	5 kcal
利用可能炭水化物	0.3 g
食物繊維総量	0.9 g
食塩相当量	0.4 g

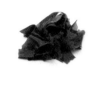

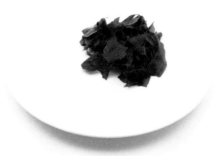

20g ＝ 1枚

 「生揚げ」は150g

12g
エネルギー	46 kcal
脂質	4.2 g
利用可能炭水化物	0.1 g
食物繊維総量	0.2 g
食塩相当量	0 g

30g
エネルギー	113 kcal
脂質	10.3 g
利用可能炭水化物	0.2 g
食物繊維総量	0.4 g
食塩相当量	0 g

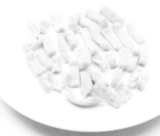

調査から **日本人の食物繊維摂取源**

　食物繊維というと野菜を思い浮かべがちかもしれませんが、実際にはどのくらいの食物繊維を野菜からとっているのでしょうか。令和元年国民健康・栄養調査報告によると、日本人の1日あたり食物繊維摂取量の平均値は18.4 gとのことです[1]。おもな摂取源は穀類（6.6 g）、野菜類（5.2 g）、芋類（1.4 g）、果実類（1.3 g）、豆類（1.3 g）となっています。摂取源としては野菜よりも穀類のほうが大きいようです。ある食品からのある栄養素の摂取量は、その食品の摂取量と栄養素の含有量の積に由来することをつねに意識したいものです。

1) 厚生労働省 (2020). 令和元年国民健康・栄養調査報告

とろろ

とろろとは山芋をすりおろしたものです。 山芋という名称は特定の品種ではなく、長芋、大和芋、いちょう芋、自然薯などの「ヤマノイモ科」に属する芋類の総称です。

6.9g
エネルギー‥‥‥‥‥ 4 kcal
利用可能炭水化物‥‥ 1.0 g
食物繊維総量‥‥‥‥ 0.1 g
食塩相当量‥‥‥‥‥‥ 0 g

20g
エネルギー‥‥‥‥‥ 13 kcal
利用可能炭水化物‥‥ 2.8 g
食物繊維総量‥‥‥‥ 0.2 g
食塩相当量‥‥‥‥‥‥ 0 g

35g
エネルギー‥‥‥‥‥ 22 kcal
利用可能炭水化物‥‥ 4.8 g
食物繊維総量‥‥‥‥ 0.4 g
食塩相当量‥‥‥‥‥‥ 0 g

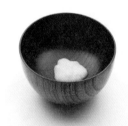
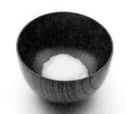
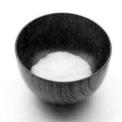

箸 23cm

フライドポテト

ハンバーガーチェーン店Mの場合、Sサイズ74 g、Mサイズ135 g、Lサイズ170 gです。 皮をむいたじゃが芋をフライドポテトにすると重量は71%まで減ります[b]。

10g
エネルギー‥‥‥‥‥ 16 kcal
脂質‥‥‥‥‥‥‥‥‥ 0.6 g
利用可能炭水化物‥‥ 2.3 g
食物繊維総量‥‥‥‥ 0.4 g
食塩相当量‥‥‥‥‥‥ 0 g

23g
エネルギー‥‥‥‥‥ 37 kcal
脂質‥‥‥‥‥‥‥‥‥ 1.4 g
利用可能炭水化物‥‥ 5.3 g
食物繊維総量‥‥‥‥ 0.9 g
食塩相当量‥‥‥‥‥‥ 0 g

35g
エネルギー‥‥‥‥‥ 56 kcal
脂質‥‥‥‥‥‥‥‥‥ 2.1 g
利用可能炭水化物‥‥ 8.1 g
食物繊維総量‥‥‥‥ 1.4 g
食塩相当量‥‥‥‥‥‥ 0 g

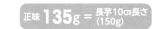

正味 135g = **長芋10cm長さ(150g)**

食器の大きさ
←11.5cm→
6.7cm

60g
エネルギー………… 38 kcal
利用可能炭水化物… 8.3 g
食物繊維総量……… 0.6 g
食塩相当量………… 0 g

176g
エネルギー………… 113 kcal
利用可能炭水化物… 24.3 g
食物繊維総量……… 1.8 g
食塩相当量………… 0 g

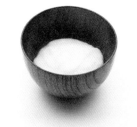

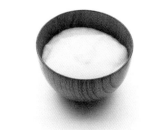

memo
とろろのエネルギー量は？
同じとろろでも使った芋の種類によって
重量あたりのエネルギー量が異なります。

100gあたりで
　長芋………………………… 64 kcal
　いちょう芋……………… 108 kcal
　やまと芋………………… 119 kcal
　自然薯…………………… 118 kcal

左記の栄養成分値は長芋をもとにしたも
のです。

74g = **チェーン店M ポテトSサイズ**

揚げ96g = **じゃが芋1個(生)150g (正味135g)**

食器の大きさ ← 26cm →

53g
エネルギー………… 84 kcal
脂質………………… 3.1 g
利用可能炭水化物… 12.2 g
食物繊維総量……… 2.1 g
食塩相当量………… 0 g

120g
エネルギー………… 191 kcal
脂質………………… 7.1 g
利用可能炭水化物… 27.6 g
食物繊維総量……… 4.7 g
食塩相当量………… 0 g

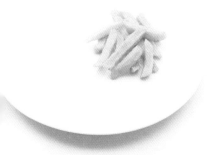

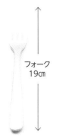

フォーク
19cm

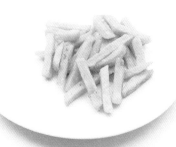

ナイフ
21cm

せん切りキャベツ

ふわふわしていて空間が多いため、重量のわりに多く見えます。
せん切りキャベツは、調味料をかけたかどうかの確認もお忘れなく。

| **5.8g** | エネルギー‥‥‥‥‥1 kcal
利用可能炭水化物‥0.2 g
食物繊維総量‥‥‥0.1 g
食塩相当量‥‥‥‥‥0 g | **16g** | エネルギー‥‥‥‥‥4 kcal
利用可能炭水化物‥0.6 g
食物繊維総量‥‥‥0.3 g
食塩相当量‥‥‥‥‥0 g | **25g** | エネルギー‥‥‥‥‥6 kcal
利用可能炭水化物‥1.0 g
食物繊維総量‥‥‥0.5 g
食塩相当量‥‥‥‥‥0 g |

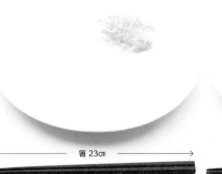

箸 23cm

レタス

葉物の野菜類は鮮度によっても量の見え方が大きく変わります。
葉に張りのあるレタスをちぎって皿に盛ると、張りがないものよりも体積が大きく見えます。

| **5.1g** | エネルギー‥‥‥‥‥1 kcal
利用可能炭水化物‥0.1 g
食物繊維総量‥‥‥0.1 g
食塩相当量‥‥‥‥‥0 g | **12g** | エネルギー‥‥‥‥‥1 kcal
利用可能炭水化物‥0.2 g
食物繊維総量‥‥‥0.1 g
食塩相当量‥‥‥‥‥0 g | **19g** | エネルギー‥‥‥‥‥2 kcal
利用可能炭水化物‥0.3 g
食物繊維総量‥‥‥0.2 g
食塩相当量‥‥‥‥‥0 g |

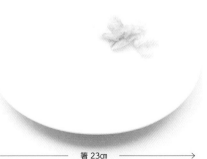 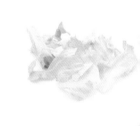

箸 23cm

正味**80**g＝1枚(95g)

42g
エネルギー……… 10 kcal
利用可能炭水化物… 1.6 g
食物繊維総量……… 0.8 g
食塩相当量………… 0 g

112g
エネルギー……… 26 kcal
利用可能炭水化物… 4.4 g
食物繊維総量……… 2.0 g
食塩相当量………… 0 g

食器の大きさ
← 26cm →

memo
キャベツの重量の目安は？

1枚 **95**g

正味 **80**g
(芯、葉脈を除いて)

1個 **1200**g
(正味1000 g)

●料理に使うキャベツの重量の目安（料理の左から3番目の料理重量での一般的な使用量）
p.78 肉野菜いため……… 57 g（約2/3枚分）

25g＝中葉1枚　**40**g＝外葉1枚

29g
エネルギー………… 3 kcal
利用可能炭水化物… 0.5 g
食物繊維総量……… 0.3 g
食塩相当量………… 0 g

70g
エネルギー………… 8 kcal
利用可能炭水化物… 1.2 g
食物繊維総量……… 0.8 g
食塩相当量………… 0 g

食器の大きさ
← 26cm →

memo
レタスの重量の目安は？

外葉1枚 **40**g

中葉1枚 **25**g

1玉 **400**g
(株元を除いた正味390 g)

●料理に使うレタスの重量の目安（料理の左から3番目の料理重量での一般的な使用量）
p.134 ミックスサラダ …24 g（中葉約1枚分）

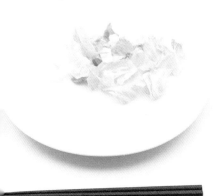

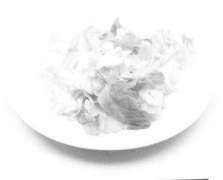

きゅうり

きゅうり1本は100 g程度[a]で、写真に写っているのは切っただけのきゅうりです。
塩もみしたきゅうりの重量は元の重量の80%ほどになります[b]。

3.0 g	エネルギー………… 0 kcal 利用可能炭水化物… 0.1 g 食物繊維総量………… 0 g 食塩相当量………… 0 g

8.9 g	エネルギー………… 1 kcal 利用可能炭水化物… 0.2 g 食物繊維総量……… 0.1 g 食塩相当量………… 0 g

15 g	エネルギー………… 2 kcal 利用可能炭水化物… 0.3 g 食物繊維総量……… 0.2 g 食塩相当量………… 0 g

箸 23cm

なす　ゆで

なすをカットして電子レンジ(750w)で2分半加熱したものです。 水分が蒸発して、生の重量の90%に
なりました。 切り方にもよりますが、油いためでは油を吸って重量が25%程度増します[b]。

9.1 g	エネルギー………… 2 kcal 利用可能炭水化物… 0.2 g 食物繊維総量……… 0.2 g 食塩相当量………… 0 g

22 g	エネルギー………… 4 kcal 利用可能炭水化物… 0.5 g 食物繊維総量……… 0.5 g 食塩相当量………… 0 g

34 g	エネルギー………… 6 kcal 利用可能炭水化物… 0.8 g 食物繊維総量……… 0.7 g 食塩相当量………… 0 g

箸 23cm

50g = 1/2本

| **24**g | エネルギー………… 3 kcal
利用可能炭水化物… 0.5 g
食物繊維総量……… 0.3 g
食塩相当量…………… 0 g | **67**g | エネルギー………… 9 kcal
利用可能炭水化物… 1.3 g
食物繊維総量……… 0.7 g
食塩相当量…………… 0 g |

食器の大きさ

← 26cm →

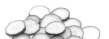

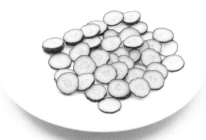

memo
きゅうりの重量の目安は？

1本 100g
（両端を除いた正味もほぼ100 g）

●料理に使うきゅうりの重量の目安（料理の左から3番目の料理重量での一般的な使用量）

p.140 きゅうりとわかめの酢の物
…………………………18 g（約1/5本分）

ゆで・レンジ 63〜70g = 1本(生)80g（正味70g）

| **52**g | エネルギー………… 9 kcal
利用可能炭水化物… 1.2 g
食物繊維総量……… 1.1 g
食塩相当量…………… 0 g | **125**g | エネルギー………… 21 kcal
利用可能炭水化物… 2.9 g
食物繊維総量……… 2.6 g
食塩相当量…………… 0 g |

食器の大きさ

← 26cm →

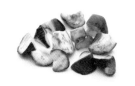

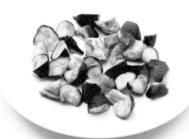

memo
なすの重量の目安は？

1本 80g
（長さ13〜15 cm）

正味 70g
（へたを除いて）

なすは地域によって品種が異なり、その品種によって大きさや重量が大きく異なります。「1本」などの目安量しかわからないときにはどんななすかを確認します。上記のなすと異なる形状のときには上記の重量を当てはめないように注意。

ブロッコリー ゆで

生のブロッコリーをゆでると水分を吸って重量が1割程度増えます。
一方、電子レンジ(750w)で調理すると、水分が蒸発して重量が1割程度減ります。

10g
エネルギー・・・・・・・・・・3 kcal
利用可能炭水化物・・・0.2 g
食物繊維総量・・・・・・・・0.4 g
食塩相当量・・・・・・・・・・・0 g

22g
エネルギー・・・・・・・・・・6 kcal
利用可能炭水化物・・・0.5 g
食物繊維総量・・・・・・・・0.9 g
食塩相当量・・・・・・・・・・・0 g

31g
エネルギー・・・・・・・・・・9 kcal
利用可能炭水化物・・・0.7 g
食物繊維総量・・・・・・・・1.3 g
食塩相当量・・・・・・・・・・・0 g

箸 23cm

ピーマン ゆで

写真はせん切りしてから電子レンジ(750w)で1分加熱したピーマンで、加熱後は生の
状態の88%の重量になりました。ピーマンのせん切り1個分25 gなら22 gになります。

2.5g
エネルギー・・・・・・・・・・1 kcal
利用可能炭水化物・・・0.1 g
食物繊維総量・・・・・・・・0.1 g
食塩相当量・・・・・・・・・・・0 g

7.1g
エネルギー・・・・・・・・・・2 kcal
利用可能炭水化物・・・0.2 g
食物繊維総量・・・・・・・・0.2 g
食塩相当量・・・・・・・・・・・0 g

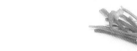

11g
エネルギー・・・・・・・・・・3 kcal
利用可能炭水化物・・・0.4 g
食物繊維総量・・・・・・・・0.3 g
食塩相当量・・・・・・・・・・・0 g

箸 23cm

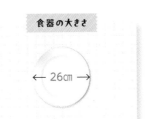

ゆで・レンジ **72〜89**g = 1/2株(生)125g
(正味80g)

45g
エネルギー・・・・・・・・・ 13 kcal
利用可能炭水化物・・・ 1.0 g
食物繊維総量・・・・・・・ 1.9 g
食塩相当量・・・・・・・・・・・ 0 g

95g
エネルギー・・・・・・・・・ 29 kcal
利用可能炭水化物・・・ 2.2 g
食物繊維総量・・・・・・・ 4.1 g
食塩相当量・・・・・・・・・・・ 0 g

食器の大きさ

← 26㎝ →

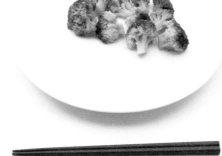

memo
ブロッコリーの重量の目安は？

1株 **250**g

正味 **160**g
(茎、葉を除いて)

1房 **15**g

●料理に使うブロッコリーの重量の目安（料理
の左から3番目の料理重量での一般的な使用量）

p.134 ブロッコリーのサラダ
・・・・・・・・・・・・・・・・・・・・ 42 g(約1/4株分)

レンジ **22**g = 1個(生)30g
(正味25g)

栄養成分値は「生」の値で算出。

18g
エネルギー・・・・・・・・・・ 4 kcal
利用可能炭水化物・・・ 0.6 g
食物繊維総量・・・・・・・ 0.5 g
食塩相当量・・・・・・・・・・・ 0 g

48g
エネルギー・・・・・・・・・ 11 kcal
利用可能炭水化物・・・ 1.6 g
食物繊維総量・・・・・・・ 1.2 g
食塩相当量・・・・・・・・・・・ 0 g

食器の大きさ

← 26㎝ →

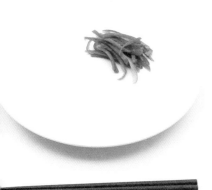

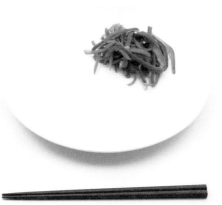

memo
ピーマンの重量の目安は？

1個 **30**g

正味 **25**g
(へた、種子、芯を除いて)

1個(大) **50**g
(正味40 g)

●料理に使うピーマンの重量の目安（料理
の左から3番目の料理重量での一般的な使用量）

p.88 牛肉と野菜のいため物
・・・・・・・・・・・・・・・・・・ 21 g(約1個分)
その他
乱切り1切れ・・・3 g (使用例：八宝菜、酢豚など)
半切れ・・・・・・・・・・12〜13 g (使用例：肉詰めなど)

ごぼう ゆで

ごぼうをせん切りしてから電子レンジ(750W)で1分半加熱しました。
加熱後の重量は、生の状態の81%でした。ごぼうの廃棄率は10ないし20%[b]程度です。

| **2.4**g | エネルギー…………… 1 kcal
利用可能炭水化物… 0.2 g
食物繊維総量………… 0.1 g
食塩相当量………………0 g | **6.5**g | エネルギー…………… 3 kcal
利用可能炭水化物… 0.5 g
食物繊維総量………… 0.4 g
食塩相当量………………0 g | **11**g | エネルギー…………… 5 kcal
利用可能炭水化物… 0.9 g
食物繊維総量………… 0.6 g
食塩相当量………………0 g |

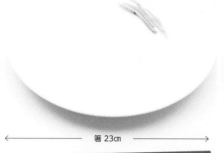

箸 23cm

にんじん

生のにんじんをせん切りにした状態です。 一般的なきんぴらごぼうのレシピでは
ごぼうの1/3程度の重量のにんじんを使用することが多いようです。

| **2.1**g | エネルギー…………… 1 kcal
利用可能炭水化物… 0.1 g
食物繊維総量………… 0.1 g
食塩相当量………………0 g | **5.6**g | エネルギー…………… 2 kcal
利用可能炭水化物… 0.3 g
食物繊維総量………… 0.1 g
食塩相当量………………0 g | **9.1**g | エネルギー…………… 3 kcal
利用可能炭水化物… 0.5 g
食物繊維総量………… 0.2 g
食塩相当量………………0 g |

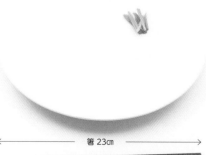

箸 23cm

ゆで・
レンジ **16〜18g** ＝ 10cm長さ(生)
22g(正味20g)

17g

エネルギー	9 kcal
利用可能炭水化物	1.4 g
食物繊維総量	1.1 g
食塩相当量	0 g

46g

エネルギー	23 kcal
利用可能炭水化物	3.8 g
食物繊維総量	2.8 g
食塩相当量	0 g

食器の大きさ

← 26cm →

memo
ごぼうの重量の目安は？

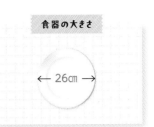

1本 **180**g

正味 **160**g (皮をそぎ除いて)

10 cm **22**g (正味20 g)

●料理に使うごぼうの重量の目安 (料理の
左から3番目の料理重量での一般的な使用量)
p.138 きんぴらごぼう
……………… 24 g (約10 cm分)

正味 **40**g ＝ 2.5cm長さ
(45g)

15g

エネルギー	5 kcal
利用可能炭水化物	0.9 g
食物繊維総量	0.4 g
食塩相当量	0 g

40g

エネルギー	12 kcal
利用可能炭水化物	2.4 g
食物繊維総量	1.0 g
食塩相当量	0 g

食器の大きさ

← 26cm →

memo
にんじんの重量の目安は？

1本 **150**g
(長さ12〜13 cm)

正味 **135**g
(皮、根、葉柄基部を除いて)

5 cm **90**g
(正味80 g)

●料理に使うにんじんの重量の目安 (料理
の左から3番目の料理重量での一般的な使用量)
p.138 きんぴらごぼう
……………… 10 g (約5 cm長さの1/8切れ分)

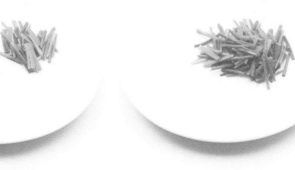

白菜 ゆで

カットした白菜を電子レンジ(750W)で2分加熱したものです。 加熱後の重量は、生の重量の89%でした。 ゆでて搾る場合や塩漬けの場合にはもっと重量が減ります。

3.2g
エネルギー………… 0 kcal
利用可能炭水化物… 0.1 g
食物繊維総量………… 0 g
食塩相当量………… 0 g

11g
エネルギー………… 1 kcal
利用可能炭水化物… 0.2 g
食物繊維総量……… 0.2 g
食塩相当量………… 0 g

21g
エネルギー………… 3 kcal
利用可能炭水化物… 0.4 g
食物繊維総量……… 0.3 g
食塩相当量………… 0 g

箸 23cm

もやし ゆで

もやしは1袋200 gほどです[a]。 大豆もやし、ブラックマッペもやし、緑豆もやしなどがありますが、どれもゆでると83〜85%まで重量が減少します。

6.8g
エネルギー………… 1 kcal
利用可能炭水化物… 0.1 g
食物繊維総量……… 0.1 g
食塩相当量………… 0 g

16g
エネルギー………… 2 kcal
利用可能炭水化物… 0.2 g
食物繊維総量……… 0.2 g
食塩相当量………… 0 g

24g
エネルギー………… 3 kcal
利用可能炭水化物… 0.3 g
食物繊維総量……… 0.4 g
食塩相当量………… 0 g

箸 23cm

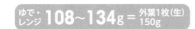

ゆで・レンジ **108〜134g** = 外葉1枚(生) **150g**

39g
エネルギー……… 5 kcal
利用可能炭水化物… 0.7 g
食物繊維総量……… 0.5 g
食塩相当量………… 0 g

130g
エネルギー……… 17 kcal
利用可能炭水化物… 2.5 g
食物繊維総量……… 1.8 g
食塩相当量………… 0 g

食器の大きさ

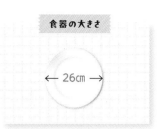

← 26cm →

m e m o
白菜の重量の目安は?

1枚(外葉) **150**g
1枚(中葉) **100**g
1玉 **2500**g
(株元を除いた正味2350 g)

●白菜の重量変化の目安は?
ゆでた場合(水冷し手搾り)
……………… 72%
塩漬けした場合(食塩4%。水洗いし手搾り)
……………… 73%

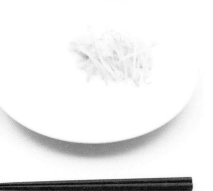

ゆで **83〜85g** = 1/2袋(生) **100g**

37g
エネルギー……… 4 kcal
利用可能炭水化物… 0.4 g
食物繊維総量……… 0.5 g
食塩相当量………… 0 g

84g
エネルギー……… 10 kcal
利用可能炭水化物… 0.9 g
食物繊維総量……… 1.3 g
食塩相当量………… 0 g

食器の大きさ

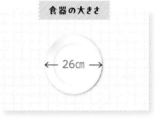

← 26cm →

m e m o
もやし1袋はどれも200 g

大豆もやし 正味**190**g
(種皮、損傷部を除いて)

ブラックマッペ
もやし 正味**200**g
(種皮、損傷部を除いて)

緑豆もやし 正味**190**g
(種皮、損傷部を除いて)

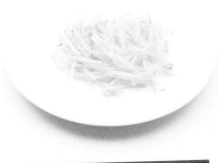

にら ゆで

カットしたにらを電子レンジ(750W)で30秒加熱したものです。
加熱後の重量は、生の重量の87％でした。ゆでて搾る場合にはもっと重量が減ります。

2.2g
エネルギー………… 1 kcal
利用可能炭水化物… 0.1 g
食物繊維総量……… 0.1 g
食塩相当量………… 0 g

5.8g
エネルギー………… 2 kcal
利用可能炭水化物… 0.1 g
食物繊維総量……… 0.2 g
食塩相当量………… 0 g

9.7g
エネルギー………… 3 kcal
利用可能炭水化物… 0.2 g
食物繊維総量……… 0.4 g
食塩相当量………… 0 g

箸 23cm

えのきたけ ゆで

カットしたえのきたけを電子レンジ(750W)で30秒加熱したものです。
加熱後の重量は、生の重量の90％でした。

4.4g
エネルギー………… 1 kcal
利用可能炭水化物… 0.2 g
食物繊維総量……… 0.2 g
食塩相当量………… 0 g

9.8g
エネルギー………… 3 kcal
利用可能炭水化物… 0.4 g
食物繊維総量……… 0.4 g
食塩相当量………… 0 g

14g
エネルギー………… 5 kcal
利用可能炭水化物… 0.6 g
食物繊維総量……… 0.6 g
食塩相当量………… 0 g

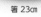

箸 23cm

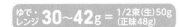

ゆで・レンジ **30～42**g ＝ 1/2束(生)50g (正味48g)

16g

エネルギー………… 4 kcal
利用可能炭水化物… 0.4 g
食物繊維総量………… 0.7 g
食塩相当量………… 0 g

42g

エネルギー………… 11 kcal
利用可能炭水化物… 1.0 g
食物繊維総量………… 1.8 g
食塩相当量………… 0 g

食器の大きさ

← 26cm →

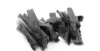

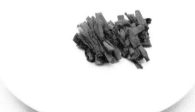

memo
にらの重量の目安は？

1束 **100**g

正味 **95**g
（株元を除いて）

1本 **5**g

●にらの重量変化の目安は？
ゆでた場合（水冷し手搾り）
………………… 63%
油でいためた場合（3 cm長さ、植物油5％）
………………… 83%

ゆで・レンジ **37～39**g ＝ 小1/2袋(生)50g(正味43g)

21g

エネルギー………… 7 kcal
利用可能炭水化物… 0.9 g
食物繊維総量………… 0.9 g
食塩相当量………… 0 g

44g

エネルギー………… 15 kcal
利用可能炭水化物… 1.9 g
食物繊維総量………… 2.0 g
食塩相当量………… 0 g

食器の大きさ

← 26cm →

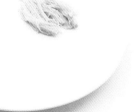

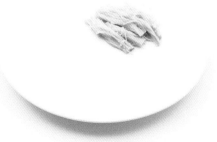

memo
えのきたけの重量の目安は？

1袋(小) **100**g

正味 **85**g
（石づきを除いて）

1袋(大) **200**g
（正味170 g）

しいたけ ゆで

生しいたけ1個の笠部分の重量は10g[a]です。写真に写っているのは
電子レンジ(750W)で30秒加熱したもので、生の重量の90%でした。

1.4g
エネルギー‥‥‥‥‥ 0 kcal
利用可能炭水化物‥‥‥0 g
食物繊維総量‥‥‥‥0.1 g
食塩相当量‥‥‥‥‥‥0 g

4.1g
エネルギー‥‥‥‥‥ 1 kcal
利用可能炭水化物‥‥‥0 g
食物繊維総量‥‥‥‥0.2 g
食塩相当量‥‥‥‥‥‥0 g

7.1g
エネルギー‥‥‥‥‥ 2 kcal
利用可能炭水化物‥‥‥0 g
食物繊維総量‥‥‥‥0.3 g
食塩相当量‥‥‥‥‥‥0 g

箸 23cm

ぶなしめじ ゆで

1袋は100 g(石づきを除いた正味重量90 g)程度です[a]。写真に写っているのは
電子レンジ(750W)で40秒加熱したもので、生の重量の86%でした。

3.9g
エネルギー‥‥‥‥‥ 1 kcal
利用可能炭水化物‥‥0.1 g
食物繊維総量‥‥‥‥0.2 g
食塩相当量‥‥‥‥‥‥0 g

8.8g
エネルギー‥‥‥‥‥ 2 kcal
利用可能炭水化物‥‥0.1 g
食物繊維総量‥‥‥‥0.4 g
食塩相当量‥‥‥‥‥‥0 g

13g
エネルギー‥‥‥‥‥ 3 kcal
利用可能炭水化物‥‥0.2 g
食物繊維総量‥‥‥‥0.6 g
食塩相当量‥‥‥‥‥‥0 g

箸 23cm

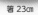

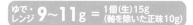

ゆで・ レンジ **9〜11**g ＝ 1個(生)15g
(軸を除いた正味10g)

12g
エネルギー…………… 3 kcal
利用可能炭水化物… 0.1 g
食物繊維総量……… 0.5 g
食塩相当量………… 0 g

35g
エネルギー…………… 8 kcal
利用可能炭水化物… 0.2 g
食物繊維総量……… 1.5 g
食塩相当量………… 0 g

食器の大きさ

← 26㎝ →

何日間調べれば習慣的な栄養素摂取量がわかる？

　私たちの健康にとって意味を持つのは、ある特定の日の食事といった短期的な摂取状況ではなく、習慣としての長期的な食事摂取量です。日本人成人242人から得られた16日間の秤量食事記録をもとにして、ある個人の習慣的な摂取量を±10％以内の精度で知るために必要な調査日数を算出した研究があります[1]。

　結果は、エネルギーおよび主要なエネルギー源である炭水化物で最も短く(15日程度)、その他のエネルギー源であるたんぱく質および脂質、食物繊維やミネラル類がそれに続き(20〜60 日程度)、最も多くの日数を必要とするのはビタミン類でした(ビタミンDでは300日以上)。私たちは毎日同じものを食べているわけではないため、習慣的な食事摂取量を測定するのはこのように非常に難しいです。

1) Fukumoto A, Murakami K, et al. J Epidemiol 2013; 23: 178-86.

ゆで・ レンジ **39〜40**g ＝ 1/2袋(生)50g
(正味45g)

20g
エネルギー…………… 4 kcal
利用可能炭水化物… 0.3 g
食物繊維総量……… 0.8 g
食塩相当量………… 0 g

46g
エネルギー………… 10 kcal
利用可能炭水化物… 0.6 g
食物繊維総量……… 1.9 g
食塩相当量………… 0 g

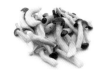

食器の大きさ

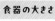

← 26㎝ →

トマト

トマトは種類により大きさが異なるので、このような写真があると重量の推定がしやすくなります。
廃棄率はへたをとれば3％ほど、皮を湯むきすれば5％[b]ほどです。

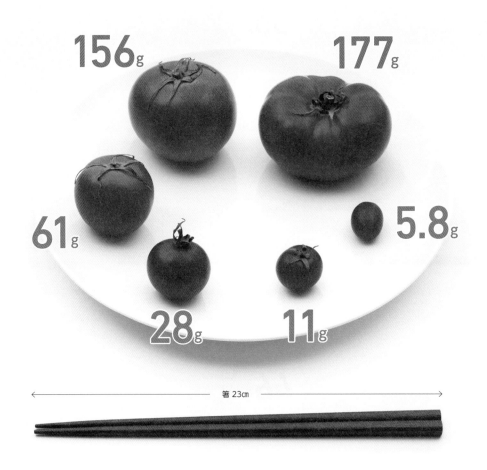

箸 23cm

写真重量別「トマト」の栄養成分の目安 ＊廃棄率3％

重量	口に入る重量	エネルギー	利用可能炭水化物	食物繊維総量	食塩相当量
103 g	**100 g**	20 kcal	3.5 g	1.0 g	0 g
5.8 g	**5.6 g**	1 kcal	0.2 g	0.1 g	0 g
11 g	**11 g**	2 kcal	0.4 g	0.1 g	0 g
28 g	**27 g**	5 kcal	1.0 g	0.3 g	0 g
61 g	**59 g**	12 kcal	2.1 g	0.6 g	0 g
156 g	**152 g**	30 kcal	5.3 g	1.5 g	0 g
177 g	**171 g**	34 kcal	6.0 g	1.7 g	0 g

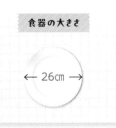

食器の大きさ

← 26cm →

Part 6

小さいおかず

For example

この切り干し大根の煮物の

重量をつかむには…

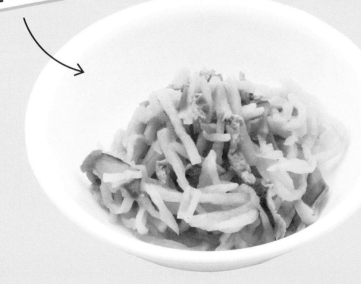

→132ページを ☑

この写真は切り干し大根（乾）3.1 g分の煮物です。

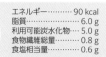

ポテトサラダ

じゃが芋は、男爵もメークインも1個150 g(正味135 g)程度です[a]。 一般的なレシピでは、ポテトサラダ1人分につき、じゃが芋を1個使用することが多いようです。

31g
エネルギー………… 36 kcal
脂質…………………… 2.4 g
利用可能炭水化物…… 2.0 g
食物繊維総量………… 0.3 g
食塩相当量…………… 0.2 g

56g
エネルギー………… 65 kcal
脂質…………………… 4.4 g
利用可能炭水化物…… 3.7 g
食物繊維総量………… 0.6 g
食塩相当量…………… 0.4 g

77g
エネルギー………… 90 kcal
脂質…………………… 6.0 g
利用可能炭水化物…… 5.0 g
食物繊維総量………… 0.8 g
食塩相当量…………… 0.6 g

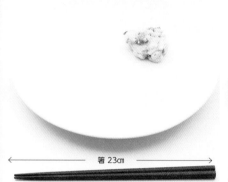
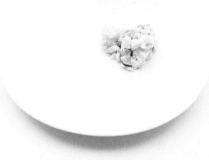
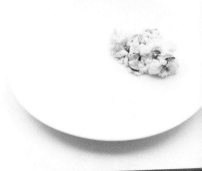

箸 23cm

卯の花のいり煮

おから(別名：卯の花、雪花菜(きらず))をいり煮した料理です。
一般的なレシピで使用されるおからの量は、1人分で40〜80 gです。

20g
エネルギー………… 19 kcal
脂質…………………… 1.1 g
利用可能炭水化物…… 1.0 g
食物繊維総量………… 0.8 g
食塩相当量…………… 0.1 g

45g
エネルギー………… 43 kcal
脂質…………………… 2.4 g
利用可能炭水化物…… 2.3 g
食物繊維総量………… 1.8 g
食塩相当量…………… 0.3 g

67g
エネルギー………… 64 kcal
脂質…………………… 3.6 g
利用可能炭水化物…… 3.4 g
食物繊維総量………… 2.8 g
食塩相当量…………… 0.4 g

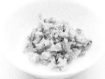

箸 23cm

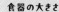

食器の大きさ

← 26cm →

104g

エネルギー········ 122 kcal
脂質··················· 8.2 g
利用可能炭水化物··· 6.9 g
食物繊維総量········· 1.0 g
食塩相当量··········· 0.8 g

194g

エネルギー········ 227 kcal
脂質··················· 15.3 g
利用可能炭水化物··· 12.8 g
食物繊維総量········· 1.9 g
食塩相当量··········· 1.5 g

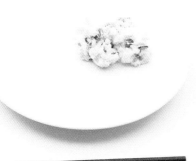

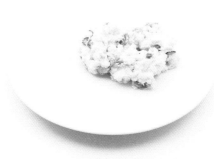

でき上がり
77gのときの

**栄養計算に使用した
おもな食材と重量**

じゃが芋·············	37 g
きゅうり·············	9.2 g
卵·····················	9.2 g
玉ねぎ················	6.5 g
ハム··················	6.5 g
にんじん·············	5.5 g
マヨネーズ···········	5.5 g

食器の大きさ

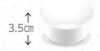

← 13.5cm →

↑
3.5cm
↓

100g

エネルギー········ 96 kcal
脂質··················· 5.3 g
利用可能炭水化物··· 5.1 g
食物繊維総量········· 4.1 g
食塩相当量··········· 0.6 g

224g

エネルギー········ 215 kcal
脂質··················· 11.9 g
利用可能炭水化物··· 11.4 g
食物繊維総量········· 9.2 g
食塩相当量··········· 1.4 g

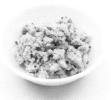

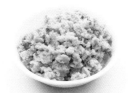

でき上がり
67gのときの

**栄養計算に使用した
おもな食材と重量**

おから···············	20 g
にんじん·············	6.1 g
油揚げ················	3.8 g
ねぎ··················	3.8 g
生しいたけ···········	1.5 g
あさつき·············	1.0 g
しょうが·············	1.0 g
油·····················	1.5 g

ほうれん草のごまあえ

写真は、ひじき、にんじん、油揚げ入りのごまあえですが、栄養成分値はほうれん草のみのごまあえの目安です。

20g

エネルギー	16 kcal
脂質	0.7 g
利用可能炭水化物	1.1 g
食物繊維総量	0.8 g
食塩相当量	0.2 g

41g

エネルギー	32 kcal
脂質	1.4 g
利用可能炭水化物	2.2 g
食物繊維総量	1.7 g
食塩相当量	0.4 g

58g

エネルギー	46 kcal
脂質	2.0 g
利用可能炭水化物	3.1 g
食物繊維総量	2.4 g
食塩相当量	0.5 g

箸 23cm

ほうれん草のお浸し

ほうれん草はゆでると重量が70%になります。 夏採りと冬採りでは、冬採りのもののほうがビタミンCを多く含みます。

18g

エネルギー	6 kcal
脂質	0.1 g
利用可能炭水化物	0.1 g
食物繊維総量	0.7 g
食塩相当量	0 g

35g

エネルギー	12 kcal
脂質	0.2 g
利用可能炭水化物	0.2 g
食物繊維総量	1.4 g
食塩相当量	0 g

48g

エネルギー	17 kcal
脂質	0.3 g
利用可能炭水化物	0.2 g
食物繊維総量	1.9 g
食塩相当量	0 g

箸 23cm

ゆで **70**g = ほうれん草
生100g

82g
エネルギー……… 65 kcal
脂質……………… 2.9 g
利用可能炭水化物… 4.3 g
食物繊維総量……… 3.4 g
食塩相当量……… 0.7 g

167g
エネルギー……… 132 kcal
脂質……………… 5.8 g
利用可能炭水化物… 8.9 g
食物繊維総量……… 6.8 g
食塩相当量……… 1.4 g

食器の大きさ

← 26㎝ →

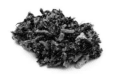

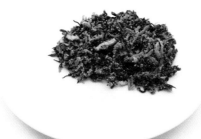

でき上がり
58gのときの
**栄養計算に使用した
おもな食材と重量**

ほうれん草 ………………… 71 g
いりごま ……………………… 3.3 g

ゆで **70**g = ほうれん草
生100g

67g
エネルギー……… 24 kcal
脂質……………… 0.4 g
利用可能炭水化物… 0.3 g
食物繊維総量……… 2.6 g
食塩相当量……… 0 g

130g
エネルギー……… 46 kcal
脂質……………… 0.8 g
利用可能炭水化物… 0.7 g
食物繊維総量……… 5.1 g
食塩相当量……… 0.1 g

食器の大きさ

← 26㎝ →

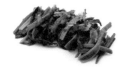

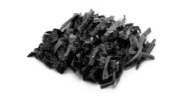

でき上がり
48gのときの
**栄養計算に使用した
おもな食材と重量**

ほうれん草 ………………… 67 g
削りガツオ………………… 1.2 g

切り干し大根の煮物

切り干し大根（乾）は調理で重量が増えます。
重量変化は水もどしで4倍[b]、ゆでたときは5.6倍が目安です。

19g
エネルギー………… 16 kcal
脂質…………………… 0.9 g
利用可能炭水化物…… 1.2 g
食物繊維総量………… 0.3 g
食塩相当量…………… 0.1 g

40g
エネルギー………… 33 kcal
脂質…………………… 2.0 g
利用可能炭水化物…… 2.5 g
食物繊維総量………… 0.6 g
食塩相当量…………… 0.3 g

58g
エネルギー………… 48 kcal
脂質…………………… 2.9 g
利用可能炭水化物…… 3.7 g
食物繊維総量………… 0.8 g
食塩相当量…………… 0.4 g

ゆで **17g** = 切り干し大根 乾3g

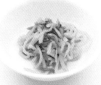
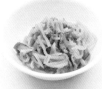

箸 23cm

ひじきの煮物

芽ひじき（乾）の重量変化の目安は水もどしで8.5倍[b]、ゆでると9.9倍です。
ひじきの煮物1人分につきひじきは多くても乾10 g以内のレシピが多いようです。

10g
エネルギー…………… 4 kcal
脂質…………………… 0.2 g
利用可能炭水化物…… 0.3 g
食物繊維総量………… 0.2 g
食塩相当量…………… 0.1 g

26g
エネルギー………… 11 kcal
脂質…………………… 0.5 g
利用可能炭水化物…… 0.8 g
食物繊維総量………… 0.5 g
食塩相当量…………… 0.2 g

42g
エネルギー………… 18 kcal
脂質…………………… 0.8 g
利用可能炭水化物…… 1.3 g
食物繊維総量………… 0.8 g
食塩相当量…………… 0.2 g

箸 23cm

ゆで **9.9g** = ひじき 乾1g

食器の大きさ

← 13.5㎝ →

3.5㎝

84g

エネルギー……… 70 kcal
脂質………………… 4.2 g
利用可能炭水化物… 5.4 g
食物繊維総量……… 1.2 g
食塩相当量………… 0.6 g

178g

エネルギー……… 150 kcal
脂質………………… 8.9 g
利用可能炭水化物… 11.4 g
食物繊維総量……… 2.5 g
食塩相当量………… 1.4 g

でき上がり
58gのときの

**栄養計算に使用した
おもな食材と重量**

にんじん …………………… 4.0 g
油揚げ ……………………… 3.9 g
切り干し大根(乾) ………… 3.1 g
油 …………………………… 1.5 g

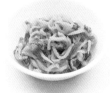

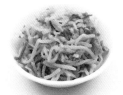

食器の大きさ

← 26㎝ →

69g

エネルギー……… 29 kcal
脂質………………… 1.4 g
利用可能炭水化物… 2.2 g
食物繊維総量……… 1.2 g
食塩相当量………… 0.4 g

180g

エネルギー……… 76 kcal
脂質………………… 3.6 g
利用可能炭水化物… 5.8 g
食物繊維総量……… 3.2 g
食塩相当量………… 1.0 g

でき上がり
42gのときの

**栄養計算に使用した
おもな食材と重量**

大豆水煮缶………………… 3.2 g
にんじん…………………… 2.9 g
油揚げ……………………… 0.9 g
ひじき(乾)………………… 0.9 g
油…………………………… 0.3 g

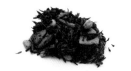

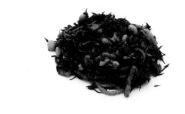

ミックスサラダ

写真はキャベツ、レタス、トマト、コーンが入ったサラダです。
食事内容の聞きとりでは、ドレッシングを含むかどうかも確認するようにします。

27g

エネルギー………… 5 kcal
脂質……………………… 0 g
利用可能炭水化物…… 0.8 g
食物繊維総量………… 0.4 g
食塩相当量……………… 0 g

56g

エネルギー………… 11 kcal
脂質…………………… 0.1 g
利用可能炭水化物…… 1.6 g
食物繊維総量………… 0.8 g
食塩相当量……………… 0 g

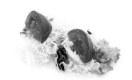

81g

エネルギー………… 15 kcal
脂質…………………… 0.1 g
利用可能炭水化物…… 2.3 g
食物繊維総量………… 1.1 g
食塩相当量……………… 0 g

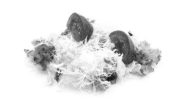

ブロッコリーのサラダ

ブロッコリーなどは葉物野菜よりも密度が高いため、
ミックスサラダに比べて同じ重量でも体積が小さく見えます。

27g

エネルギー………… 9 kcal
脂質…………………… 0.1 g
利用可能炭水化物…… 0.8 g
食物繊維総量………… 0.8 g
食塩相当量…………… 0.1 g

56g

エネルギー………… 18 kcal
脂質…………………… 0.2 g
利用可能炭水化物…… 1.7 g
食物繊維総量………… 1.7 g
食塩相当量…………… 0.2 g

82g

エネルギー………… 27 kcal
脂質…………………… 0.2 g
利用可能炭水化物…… 2.5 g
食物繊維総量………… 2.5 g
食塩相当量…………… 0.3 g

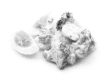

2つの料理の **食器の大きさ**

← 26cm →

117g
エネルギー‥‥‥‥ 22 kcal
脂質‥‥‥‥‥‥ 0.1 g
利用可能炭水化物‥‥ 3.3 g
食物繊維総量‥‥‥ 1.6 g
食塩相当量‥‥‥‥ 0 g

242g
エネルギー‥‥‥‥ 46 kcal
脂質‥‥‥‥‥‥ 0.2 g
利用可能炭水化物‥‥ 6.8 g
食物繊維総量‥‥‥ 3.4 g
食塩相当量‥‥‥‥ 0 g

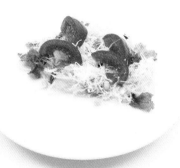

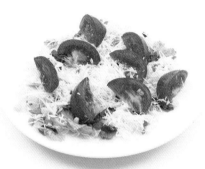

でき上がり 81gのときの **栄養計算に使用した おもな食材と重量**

キャベツ ‥‥‥‥‥‥‥‥ 38 g
レタス ‥‥‥‥‥‥‥‥‥ 24 g
きゅうり ‥‥‥‥‥‥‥‥ 19 g

栄養成分値の目安は上記の食材をもとに算出（ドレッシングは含まず）。

でき上がり 82gのときの **栄養計算に使用した おもな食材と重量**

ブロッコリー ‥‥‥‥‥‥‥ 42 g
トマト ‥‥‥‥‥‥‥‥‥ 35 g

栄養成分値の目安は上記の食材と調味料（ノンオイル）をもとに算出。

116g
エネルギー‥‥‥‥ 38 kcal
脂質‥‥‥‥‥‥ 0.3 g
利用可能炭水化物‥‥ 3.6 g
食物繊維総量‥‥‥ 3.5 g
食塩相当量‥‥‥‥ 0.5 g

243g
エネルギー‥‥‥‥ 80 kcal
脂質‥‥‥‥‥‥ 0.7 g
利用可能炭水化物‥‥ 7.5 g
食物繊維総量‥‥‥ 7.3 g
食塩相当量‥‥‥‥ 1.0 g

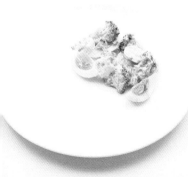

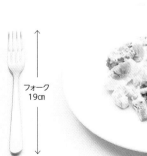

フォーク
19cm

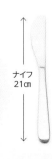

ナイフ
21cm

はるさめサラダ

ゆでもどし前の乾物重量は、緑豆はるさめで4.4分の1、
じゃが芋やさつま芋を原料としたはるさめでは4.1分の1ほどです。

10g
エネルギー………10 kcal
脂質………………0.2 g
利用可能炭水化物…1.8 g
食物繊維総量………0 g
食塩相当量…………0 g

27g
エネルギー………26 kcal
脂質………………0.6 g
利用可能炭水化物…4.7 g
食物繊維総量……0.1 g
食塩相当量………0.1 g

43g
エネルギー………43 kcal
脂質………………1.0 g
利用可能炭水化物…7.7 g
食物繊維総量……0.2 g
食塩相当量………0.2 g

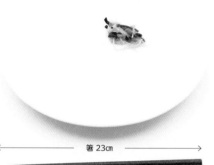
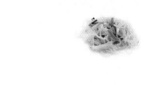

箸 23cm

マカロニサラダ

マカロニとスパゲティはどちらも小麦粉（デュラムセモリナ粉）100%でできていて、
食塩含有量は0 gです。ゆでる前の重量は半分弱です。

23g
エネルギー………48 kcal
脂質………………3.1 g
利用可能炭水化物…3.6 g
食物繊維総量……0.3 g
食塩相当量………0.4 g

46g
エネルギー………93 kcal
脂質………………6.1 g
利用可能炭水化物…7.0 g
食物繊維総量……0.5 g
食塩相当量………0.7 g

64g
エネルギー………132 kcal
脂質………………8.5 g
利用可能炭水化物…9.8 g
食物繊維総量……0.7 g
食塩相当量………1.0 g

箸 23cm

食器の大きさ

← 26cm →

70g

エネルギー‥‥‥‥ 69 kcal
脂質‥‥‥‥‥‥‥‥ 1.6 g
利用可能炭水化物‥ 12.6 g
食物繊維総量‥‥‥ 0.3 g
食塩相当量‥‥‥‥ 0.3 g

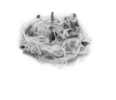

186g

エネルギー‥‥‥‥ 184 kcal
脂質‥‥‥‥‥‥‥‥ 4.3 g
利用可能炭水化物‥ 33.3 g
食物繊維総量‥‥‥ 0.7 g
食塩相当量‥‥‥‥ 0.8 g

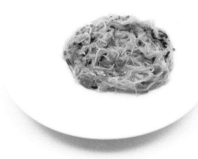

でき上がり 43gのときの **栄養計算に使用した おもな食材と重量**

はるさめ(乾) ‥‥‥‥‥	7.9 g
きゅうり ‥‥‥‥‥‥‥	3.8 g
ハム ‥‥‥‥‥‥‥‥‥	2.6 g
にんじん ‥‥‥‥‥‥‥	1.5 g
ごま油 ‥‥‥‥‥‥‥‥	0.5 g
油 ‥‥‥‥‥‥‥‥‥‥	0.2 g

ゆで **110g** = マカロニ 乾50g

食器の大きさ

← 26cm →

90g

エネルギー‥‥‥‥ 185 kcal
脂質‥‥‥‥‥‥‥‥ 12.0 g
利用可能炭水化物‥ 13.8 g
食物繊維総量‥‥‥ 1.0 g
食塩相当量‥‥‥‥ 1.4 g

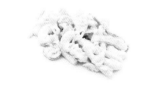

179g

エネルギー‥‥‥‥ 368 kcal
脂質‥‥‥‥‥‥‥‥ 23.8 g
利用可能炭水化物‥ 27.4 g
食物繊維総量‥‥‥ 2.0 g
食塩相当量‥‥‥‥ 2.8 g

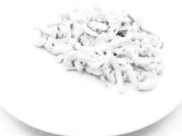

でき上がり 64gのときの **栄養計算に使用した おもな食材と重量**

マカロニ(ゆで) ‥‥‥‥	26 g
きゅうり ‥‥‥‥‥‥‥	10 g
玉ねぎ ‥‥‥‥‥‥‥‥	9.1 g
ハム ‥‥‥‥‥‥‥‥‥	9.1 g
マヨネーズ ‥‥‥‥‥‥	9.1 g

きんぴらごぼう

きんぴらごぼうは調理すると調理前の総重量の92%ほどになります。
野菜の切り方や火の通り加減によって体積の見え方が異なります。

15g
エネルギー‥‥‥‥ 20 kcal
脂質‥‥‥‥‥‥‥‥ 0.8 g
利用可能炭水化物‥‥ 2.3 g
食物繊維総量‥‥‥‥ 0.6 g
食塩相当量‥‥‥‥‥ 0.2 g

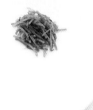

30g
エネルギー‥‥‥‥ 41 kcal
脂質‥‥‥‥‥‥‥‥ 1.6 g
利用可能炭水化物‥‥ 4.7 g
食物繊維総量‥‥‥‥ 1.2 g
食塩相当量‥‥‥‥‥ 0.4 g

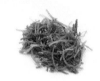

43g
エネルギー‥‥‥‥ 58 kcal
脂質‥‥‥‥‥‥‥‥ 2.3 g
利用可能炭水化物‥‥ 6.7 g
食物繊維総量‥‥‥‥ 1.8 g
食塩相当量‥‥‥‥‥ 0.6 g

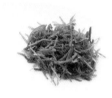

箸 23cm

豆サラダ

豆サラダの体積あたりの重量はブロッコリーのサラダ(p.134)と同程度です[c]。
葉物のサラダに比べて、重量のわりに体積が小さく見えやすいです。

27g
エネルギー‥‥‥‥ 25 kcal
脂質‥‥‥‥‥‥‥‥ 0.9 g
利用可能炭水化物‥‥ 1.4 g
食物繊維総量‥‥‥‥ 1.3 g
食塩相当量‥‥‥‥‥ 0.1 g

56g
エネルギー‥‥‥‥ 51 kcal
脂質‥‥‥‥‥‥‥‥ 1.8 g
利用可能炭水化物‥‥ 3.0 g
食物繊維総量‥‥‥‥ 2.6 g
食塩相当量‥‥‥‥‥ 0.1 g

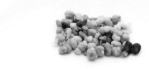

81g
エネルギー‥‥‥‥ 74 kcal
脂質‥‥‥‥‥‥‥‥ 2.6 g
利用可能炭水化物‥‥ 4.3 g
食物繊維総量‥‥‥‥ 3.8 g
食塩相当量‥‥‥‥‥ 0.2 g

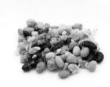

2つの料理の　**食器の大きさ**

← 26cm →

62g

エネルギー	84 kcal
脂質	3.4 g
利用可能炭水化物	9.7 g
食物繊維総量	2.5 g
食塩相当量	0.8 g

125g

エネルギー	169 kcal
脂質	6.8 g
利用可能炭水化物	19.6 g
食物繊維総量	5.1 g
食塩相当量	1.7 g

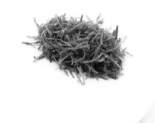

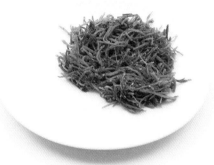

でき上がり43gのときの　**栄養計算に使用したおもな食材と重量**

ごぼう	24 g
にんじん	10 g
いりごま	1.0 g
油	1.7 g

でき上がり81gのときの　**栄養計算に使用したおもな食材と重量**

大豆水煮缶	36 g
きゅうり	18 g
レタス	12 g
赤えんどう(乾)	3.9 g
緑豆(乾)	2.5 g

117g

エネルギー	106 kcal
脂質	3.7 g
利用可能炭水化物	6.2 g
食物繊維総量	5.5 g
食塩相当量	0.3 g

242g

エネルギー	220 kcal
脂質	7.7 g
利用可能炭水化物	12.8 g
食物繊維総量	11.4 g
食塩相当量	0.6 g

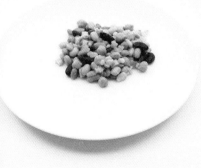

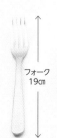

フォーク 19cm

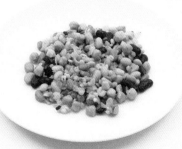

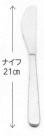

ナイフ 21cm

きゅうりとわかめの酢の物

1人分を作るのにきゅうり1/2本(50 g)に対し乾燥わかめを1〜2 g (もどして6〜12 g)程度使うレシピも多いようです。

22g
エネルギー‥‥‥‥ 12 kcal
脂質‥‥‥‥‥‥‥ 0.1 g
利用可能炭水化物‥‥ 2.3 g
食物繊維総量‥‥‥‥ 0.1 g
食塩相当量‥‥‥‥ 0.2 g

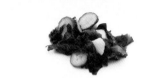

42g
エネルギー‥‥‥‥ 24 kcal
脂質‥‥‥‥‥‥‥ 0.2 g
利用可能炭水化物‥‥ 4.4 g
食物繊維総量‥‥‥‥ 0.1 g
食塩相当量‥‥‥‥ 0.4 g

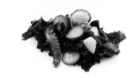

59g
エネルギー‥‥‥‥ 33 kcal
脂質‥‥‥‥‥‥‥ 0.2 g
利用可能炭水化物‥‥ 6.1 g
食物繊維総量‥‥‥‥ 0.2 g
食塩相当量‥‥‥‥ 0.6 g

箸 23㎝

もずく酢

重量は液汁も含んだものです。
市販されている三連の四角いパックは、1パックあたり70〜80 g程度のものが多いようです。

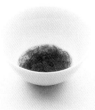

21g
エネルギー‥‥‥‥ 5 kcal
脂質‥‥‥‥‥‥‥ 0 g
利用可能炭水化物‥‥ 0.8 g
食物繊維総量‥‥‥‥ 0.4 g
食塩相当量‥‥‥‥ 0.2 g

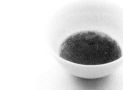

40g
エネルギー‥‥‥‥ 10 kcal
脂質‥‥‥‥‥‥‥ 0.1 g
利用可能炭水化物‥‥ 1.6 g
食物繊維総量‥‥‥‥ 0.7 g
食塩相当量‥‥‥‥ 0.5 g

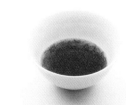

54g
エネルギー‥‥‥‥ 13 kcal
脂質‥‥‥‥‥‥‥ 0.1 g
利用可能炭水化物‥‥ 2.2 g
食物繊維総量‥‥‥‥ 0.9 g
食塩相当量‥‥‥‥ 0.6 g

箸 23㎝

82g

エネルギー	46 kcal
脂質	0.3 g
利用可能炭水化物	8.6 g
食物繊維総量	0.2 g
食塩相当量	0.8 g

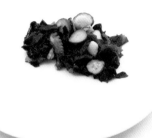

159g

エネルギー	89 kcal
脂質	0.6 g
利用可能炭水化物	16.6 g
食物繊維総量	0.5 g
食塩相当量	1.6 g

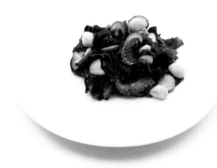

食器の大きさ

← 26cm →

でき上がり
59gのときの

**栄養計算に使用した
おもな食材と重量**

カットわかめ水煮	22 g
きゅうり	18 g
かに風味かまぼこ	8.3 g

74g

エネルギー	18 kcal
脂質	0.1 g
利用可能炭水化物	3.0 g
食物繊維総量	1.3 g
食塩相当量	0.9 g

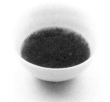

137g

エネルギー	33 kcal
脂質	0.3 g
利用可能炭水化物	5.5 g
食物繊維総量	2.3 g
食塩相当量	1.6 g

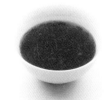

食器の大きさ

← 12cm →

↑ 6cm ↓

でき上がり
54gのときの

**栄養計算に使用した
おもな食材と重量**

もずく	45 g

ふきと油揚げの煮物

ふき1本の重量の目安は80 gであり[a]、そのうち葉、表皮、葉柄基部を除いた正味は50 gほどです。

19 g		**47 g**		**75 g**	
エネルギー	8 kcal	エネルギー	19 kcal	エネルギー	30 kcal
脂質	0.2 g	脂質	0.6 g	脂質	0.9 g
利用可能炭水化物	0.7 g	利用可能炭水化物	1.8 g	利用可能炭水化物	2.8 g
食物繊維総量	0.2 g	食物繊維総量	0.5 g	食物繊維総量	0.8 g
食塩相当量	0.2 g	食塩相当量	0.4 g	食塩相当量	0.6 g

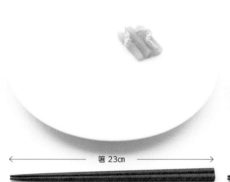
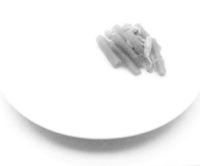
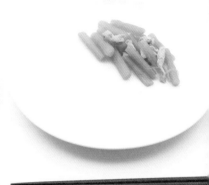

← 箸 23cm →

玉こんにゃくの煮物

形が定まった食品1個あたりの重量を覚えておくと、食品の重量の推定がしやすくなります。 玉こんにゃく1個17 g、うずら卵12 g[a]※、鶏卵65 g[a]※など。
※殻を除くとうずら卵10 g、鶏卵55 g。

17 g		**34 g**		**52 g**	
エネルギー	4 kcal	エネルギー	7 kcal	エネルギー	11 kcal
脂質	微量	脂質	微量	脂質	微量
利用可能炭水化物	0.5 g	利用可能炭水化物	0.9 g	利用可能炭水化物	1.4 g
食物繊維総量	0.4 g	食物繊維総量	0.7 g	食物繊維総量	1.1 g
食塩相当量	0.3 g	食塩相当量	0.5 g	食塩相当量	0.8 g

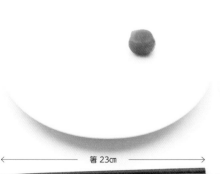
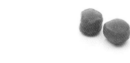

← 箸 23cm →

120g

エネルギー……… 48 kcal
脂質……………… 1.4 g
利用可能炭水化物…… 4.6 g
食物繊維総量……… 1.3 g
食塩相当量……… 0.9 g

301g

エネルギー……… 120 kcal
脂質……………… 3.6 g
利用可能炭水化物… 11.4 g
食物繊維総量……… 3.3 g
食塩相当量……… 2.4 g

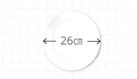

食器の大きさ

← 26㎝ →

でき上がり
75gのときの

**栄養計算に使用した
おもな食材と重量**

ふき………………… 26 g
板こんにゃく………… 11 g
にんじん…………… 8.4 g
油揚げ……………… 2.5 g

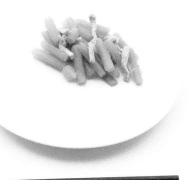

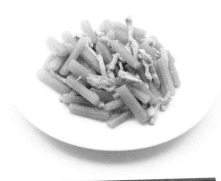

87g

エネルギー……… 18 kcal
脂質……………… 微量
利用可能炭水化物… 2.3 g
食物繊維総量……… 1.9 g
食塩相当量……… 1.4 g

231g

エネルギー……… 49 kcal
脂質……………… 微量
利用可能炭水化物… 6.2 g
食物繊維総量……… 5.1 g
食塩相当量……… 3.7 g

食器の大きさ

← 26㎝ →

memo
こんにゃくの重量の目安は？

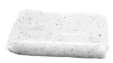

1枚 15㎝×6.5㎝×2.5㎝ **250g**
1枚(小)7.5㎝×9㎝×2㎝ **130g**

（小のみ編集部実測）

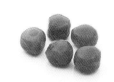

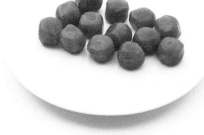

黒豆

黒大豆の煮物です。 大豆はゆでると重量が約2.2倍になります。
蒸し大豆やゆで大豆も見た目の重量感はほとんど同じです。

15g
エネルギー……… 41 kcal
脂質…………… 1.4 g
利用可能炭水化物… 4.6 g
食物繊維総量……… 1.0 g
食塩相当量……… 0.2 g

33g
エネルギー……… 87 kcal
脂質…………… 3.1 g
利用可能炭水化物… 9.9 g
食物繊維総量……… 2.1 g
食塩相当量……… 0.5 g

49g
エネルギー……… 130 kcal
脂質…………… 4.6 g
利用可能炭水化物… 14.7 g
食物繊維総量……… 3.1 g
食塩相当量……… 0.8 g

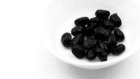
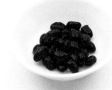

箸 23cm

かぼちゃの煮物

日本かぼちゃと西洋かぼちゃでは、日本かぼちゃのほうが
水分を多く含んでいるため、重量あたりのエネルギー含有量が低いです。

22g
エネルギー……… 16 kcal
脂質…………… 0 g
利用可能炭水化物… 3.3 g
食物繊維総量……… 0.4 g
食塩相当量……… 0.2 g

53g
エネルギー……… 39 kcal
脂質…………… 0.1 g
利用可能炭水化物… 8.0 g
食物繊維総量……… 1.1 g
食塩相当量……… 0.4 g

83g
エネルギー……… 61 kcal
脂質…………… 0.2 g
利用可能炭水化物… 12.5 g
食物繊維総量……… 1.7 g
食塩相当量……… 0.6 g

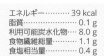
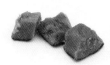

箸 23cm

黒豆

72g
エネルギー……… 190 kcal
脂質……………… 6.7 g
利用可能炭水化物… 21.5 g
食物繊維総量……… 4.5 g
食塩相当量………… 1.1 g

158g
エネルギー……… 417 kcal
脂質……………… 14.8 g
利用可能炭水化物… 47.3 g
食物繊維総量……… 9.9 g
食塩相当量………… 2.5 g

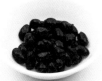
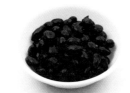

食器の大きさ
← 13.5cm →
↑ 3.5cm ↓

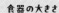

memo
大豆の重量の目安は?

乾1カップ ゆで1カップ 蒸し1カップ
150g **135**g **140**g

黒大豆の目安も同量です。

「枝豆」は150g

「納豆」は153g

かぼちゃの煮物

132g
エネルギー……… 98 kcal
脂質……………… 0.3 g
利用可能炭水化物… 20.0 g
食物繊維総量……… 2.6 g
食塩相当量………… 1.0 g

330g
エネルギー……… 244 kcal
脂質……………… 0.7 g
利用可能炭水化物… 49.8 g
食物繊維総量……… 6.6 g
食塩相当量………… 2.5 g

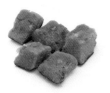
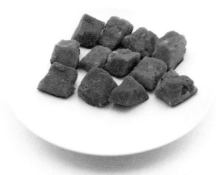

食器の大きさ
← 26cm →

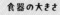

でき上がり83gのときの
栄養計算に使用したおもな食材と重量
かぼちゃ………………… 49 g

点心いろいろ

水分を多く含んでいるものや、肉がぎっしり詰まっているものは重量が大きくなります。p.98のシュウマイやp.99の餃子とも重量感を比べてみてください。

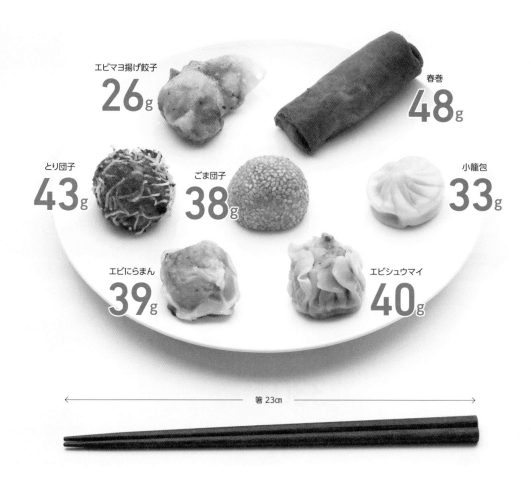

エビマヨ揚げ餃子
26g

春巻
48g

とり団子
43g

ごま団子
38g

小籠包
33g

エビにらまん
39g

エビシュウマイ
40g

箸 23cm

種類別重量順「点心」の栄養成分の目安

食品名	重量	エネルギー	たんぱく質	脂質	利用可能炭水化物	食物繊維総量	食塩相当量
エビマヨ揚げ餃子	**26**g	76 kcal	2.6 g	3.4 g	8.5 g	0.4 g	0.1 g
小籠包	**33**g	59 kcal	2.9 g	1.7 g	7.7 g	0.5 g	0.1 g
ごま団子	**38**g	114 kcal	2.0 g	4.8 g	15.3 g	0.9 g	0 g
エビにらまん	**39**g	90 kcal	5.3 g	3.4 g	9.2 g	0.5 g	0.2 g
エビシュウマイ	**40**g	70 kcal	3.1 g	3.5 g	6.3 g	0.5 g	0.5 g
とり団子	**43**g	106 kcal	8.6 g	6.7 g	2.5 g	0.1 g	0.7 g
春巻	**48**g	132 kcal	4.1 g	6.6 g	13.3 g	0.8 g	0.4 g

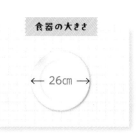

食器の大きさ

← 26cm →

コロッケ

ひとくちにコロッケといっても、写真のように重量や形は様々で、具材によっても重量感が異なります。 右上と下中央のものがポテトコロッケで、そのほかはクリームコロッケです。

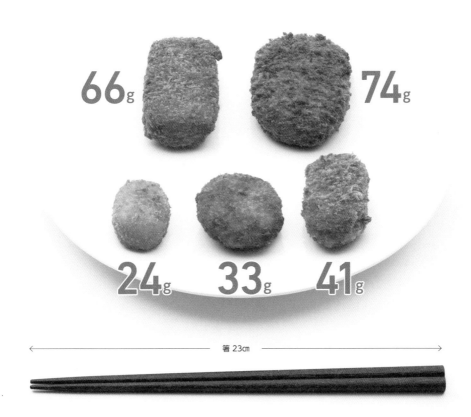

66g
74g
24g
33g
41g

箸 23cm

写真重量別 「コロッケ」 の栄養成分の目安

重量	エネルギー	たんぱく質	脂質	利用可能炭水化物	食物繊維総量	食塩相当量
24 g	45 kcal	1.1 g	3.2 g	3.0 g	0.3 g	0.1 g
33 g	64 kcal	1.6 g	4.5 g	4.2 g	0.4 g	0.2 g
41 g	78 kcal	1.9 g	5.4 g	5.1 g	0.4 g	0.2 g
66 g	127 kcal	3.1 g	8.9 g	8.3 g	0.7 g	0.3 g
74 g	142 kcal	3.5 g	9.9 g	9.2 g	0.8 g	0.4 g
100 g	192 kcal	4.7 g	13.4 g	12.5 g	1.1 g	0.5 g

食器の大きさ

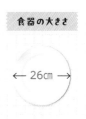

← 26cm →

その栄養情報、信頼できますか？
～食事と栄養に関するオンライン情報の特徴～

現在、食事や栄養に関連する情報は、インターネットを含めて、さまざまなメディアを通じて容易に入手できます。残念ながら、この種の情報の信頼性は必ずしも保証されておらず、その結果、一般の人々に広く発信されるべき情報が十分に広まっていなかったり、逆に科学的に信頼できない情報が広まってしまったりという現状があります。

日本語で書かれた、食事と栄養に関するオンライン情報（合計1703個のコンテンツ）を網羅的かつ系統的に収集・分析した研究[1]によると、編者または著者の存在を明示しているコンテンツは半数以下（46%）でした 図1 。

図1 少なくとも編者、著者のどちらかが明示されているか

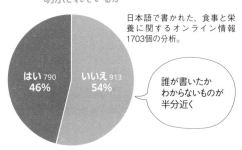

日本語で書かれた、食事と栄養に関するオンライン情報1703個の分析。

いいえ 913 54%
はい 790 46%

誰が書いたかわからないものが半分近く

一方、半数以上（58%）のコンテンツにおいて1種類以上の広告が掲載されていました 図2 。また、参考文献があるコンテンツは40%にとどまりました 図3 。

図2 広告を含むか

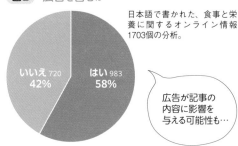

日本語で書かれた、食事と栄養に関するオンライン情報1703個の分析。

いいえ 720 42%
はい 983 58%

広告が記事の内容に影響を与える可能性も…

図3 参考文献が少なくとも1つあるか

日本語で書かれた、食事と栄養に関するオンライン情報1703個の分析。参考文献とみなした資料は以下のとおり：科学論文、ノンフィクション書籍、「日本人の食事摂取基準」、「日本食品標準成分表」、「食事バランスガイド」、公的機関が発行したその他の資料など。

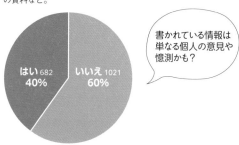

はい 682 40%
いいえ 1021 60%

書かれている情報は単なる個人の意見や憶測かも？

以上の結果は、オンライン上に存在する食事と栄養に関する情報の大半が、なにに基づいているかが不明で、科学的情報と呼べないものであることを示唆します。このような状況の中で、食や栄養の専門家である栄養士・管理栄養士が果たすべき役割はとても大きいものといえるでしょう。

 1）Murakami K, Shinozaki N, et al. JMIR Form Res 2023;7;e47101.

Part 7

ちょこっとたんぱく質 アップ素材

For example

この焼きちくわそれぞれの

重量をつかむには…

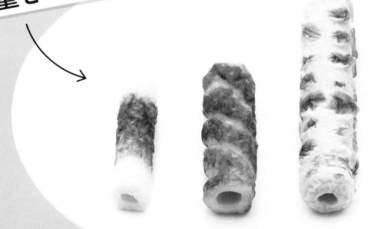

→154ページを

真ん中の焼きちくわ1本でたんぱく質4.8gです。

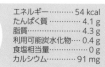

生揚げ

生揚げはもめん豆腐を油で揚げたものです。 水分量が少なく油脂量が多いので、
エネルギーは同じ重量のもめん豆腐の約2倍です。

11g
エネルギー………… 16 kcal
たんぱく質 ………… 1.2 g
脂質………………… 1.2 g
利用可能炭水化物… 0.1 g
食塩相当量………… 0 g
カルシウム………… 26 mg

25g
エネルギー………… 36 kcal
たんぱく質 ………… 2.7 g
脂質………………… 2.8 g
利用可能炭水化物… 0.3 g
食塩相当量………… 0 g
カルシウム………… 60 mg

38g
エネルギー………… 54 kcal
たんぱく質 ………… 4.1 g
脂質………………… 4.3 g
利用可能炭水化物… 0.4 g
食塩相当量………… 0 g
カルシウム………… 91 mg

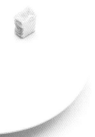

箸 23cm

枝豆

枝豆は大豆の未熟種子で、ずんだあんの材料になります。
さやつき5さやで15 g前後と覚えておくと、重量が把握しやすくなります。

14g
エネルギー………… 8 kcal
たんぱく質 ………… 0.8 g
脂質………………… 0.4 g
利用可能炭水化物… 0.3 g
食塩相当量………… 0 g
カルシウム………… 5 mg

正味7 g

32g
エネルギー………… 19 kcal
たんぱく質 ………… 1.9 g
脂質………………… 1.0 g
利用可能炭水化物… 0.7 g
食塩相当量………… 0 g
カルシウム………… 12 mg

正味16 g

48g
エネルギー………… 28 kcal
たんぱく質 ………… 2.7 g
脂質………………… 1.5 g
利用可能炭水化物… 1.0 g
食塩相当量………… 0 g
カルシウム………… 18 mg

正味24 g

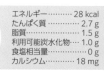

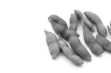
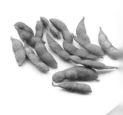

箸 23cm

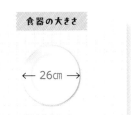

← 26㎝ →

62g

エネルギー	89 kcal
たんぱく質	6.6 g
脂質	7.0 g
利用可能炭水化物	0.7 g
食塩相当量	0 g
カルシウム	149 mg

151g

エネルギー	216 kcal
たんぱく質	16.2 g
脂質	17.1 g
利用可能炭水化物	1.7 g
食塩相当量	0 g
カルシウム	362 mg

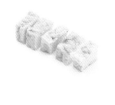

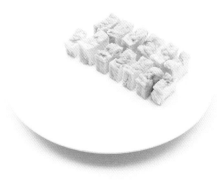

m e m o
生揚げの重量の目安は?

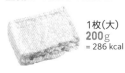

1枚(大)
200g
= 286 kcal

参考
生揚げ 1枚(小) **100**g = 143 kcal
もめん豆腐 1丁 **300**g = 219 kcal
絹ごし豆腐 1丁 **300**g = 168 kcal

← 26㎝ →

72g

エネルギー	42 kcal
たんぱく質	4.1 g
脂質	2.2 g
利用可能炭水化物	1.5 g
食塩相当量	0 g
カルシウム	27 mg

161g

エネルギー	95 kcal
たんぱく質	9.3 g
脂質	4.9 g
利用可能炭水化物	3.5 g
食塩相当量	0 g
カルシウム	61 mg

正味36 g

正味81 g

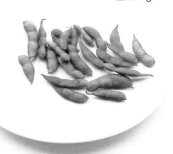

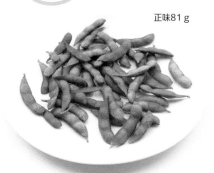

m e m o
枝豆の重量の目安は?

さやつき10さや **30**g
正味 **15**g(さやを除いて)
10粒 **6**g

豆腐

1丁の重量は地域によっても異なり、都心では300〜350 g、地方では350〜400 g、沖縄は1 kgが多いようです。1パックの形も様々なので、食事調査では種類や形状の確認が必要です。

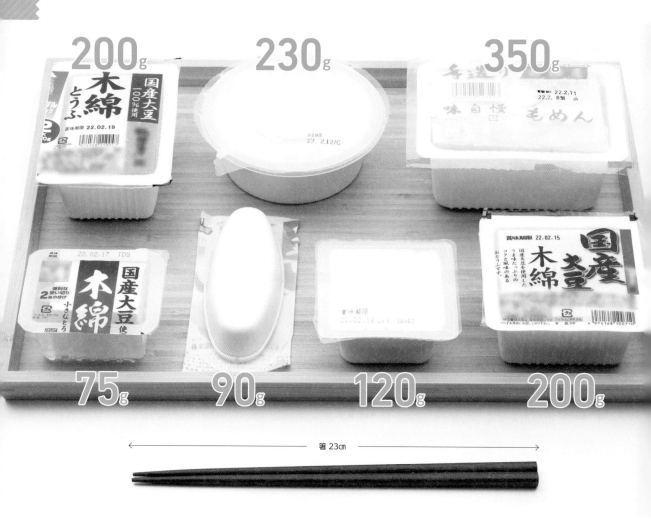

200g
230g
350

75g
90g
120g
200g

箸 23cm

重量別「（もめん）豆腐」の栄養成分の目安

重量	エネルギー	たんぱく質	脂質	利用可能炭水化物	食塩相当量	カルシウム
75 g	55 kcal	5.3 g	3.7 g	0.6 g	0 g	70 mg
100 g	73 kcal	7.0 g	4.9 g	0.8 g	0 g	93 mg
200 g	146 kcal	14.0 g	9.8 g	1.6 g	0 g	186 mg
350 g	256 kcal	24.5 g	17.2 g	2.8 g	0 g	326 mg

食器の大きさ

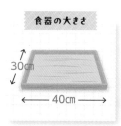

30cm
40cm

納豆

たれやからしを含まない重量を表示しています。 市販の納豆の重量は、四角い容器に入ったものだと40〜50 g、丸い容器に入ったものだと20〜30 gです。

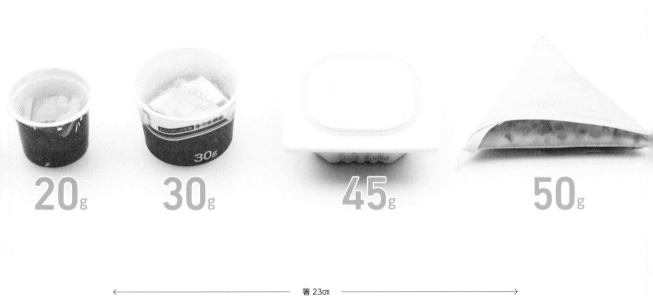

20g 30g 45g 50g

箸 23㎝

重量別「納豆」の栄養成分の目安

重量	エネルギー	たんぱく質	脂質	利用可能炭水化物	食塩相当量	カルシウム
20 g	37 kcal	3.3 g	2.0 g	1.0 g	0 g	18 mg
30 g	55 kcal	5.0 g	3.0 g	1.4 g	0 g	27 mg
45 g	83 kcal	7.4 g	4.5 g	2.2 g	0 g	41 mg
100 g	184 kcal	16.5 g	10.0 g	4.8 g	0 g	91 mg

焼きちくわ

穴が開いているので重量がつかみにくい食品の一つです。
お弁当用などで売られている細くて小さいものが30g前後と覚えておきましょう。

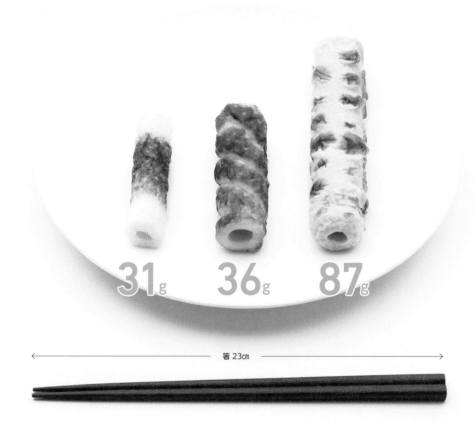

31g　36g　87g

箸 23cm

重量別「焼きちくわ」の栄養成分の目安

重量	エネルギー	たんぱく質	脂質	利用可能炭水化物	食塩相当量	カルシウム
30 g	32 kcal	4.0 g	0.1 g	3.6 g	0.8 g	14 mg
40 g	43 kcal	5.3 g	0.2 g	4.8 g	1.0 g	19 mg
90 g	96 kcal	11.9 g	0.4 g	10.9 g	2.3 g	43 mg
100 g	107 kcal	13.2 g	0.4 g	12.1 g	2.5 g	48 mg

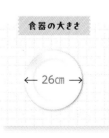

食器の大きさ

26cm

水産練り製品

すべて調理前の重量です。 商品によって原料や組成にかなりの違いがあるので、栄養計算では表示されている栄養成分値を確認しましょう。

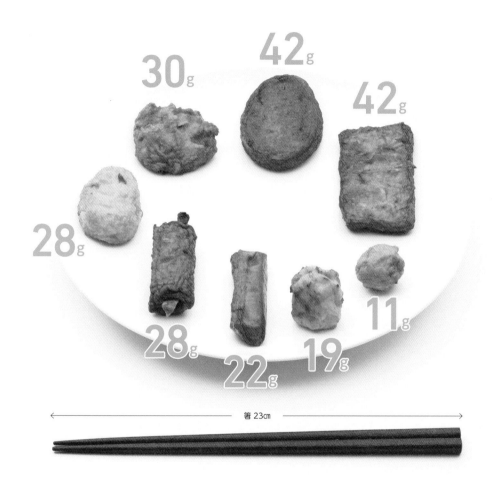

30g
42g
42g
28g
28g
22g
19g
11g

箸 23㎝

重量別「さつま揚げ」で見る「水産練り製品」の栄養成分の目安

重量	エネルギー	たんぱく質	脂質	利用可能炭水化物	食塩相当量	カルシウム
15 g	17 kcal	1.7 g	0.4 g	1.8 g	0.3 g	3 mg
25 g	29 kcal	2.8 g	0.6 g	3.0 g	0.5 g	5 mg
40 g	46 kcal	4.5 g	1.0 g	4.8 g	0.8 g	8 mg
100 g	116 kcal	11.3 g	2.4 g	12.0 g	2.0 g	20 mg

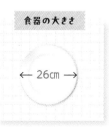

食器の大きさ

← 26㎝ →

ウインナーソーセージ

ウインナーソーセージの重量は、
ゆでてもほとんど変化しませんが、焼くと1割程度減少します。

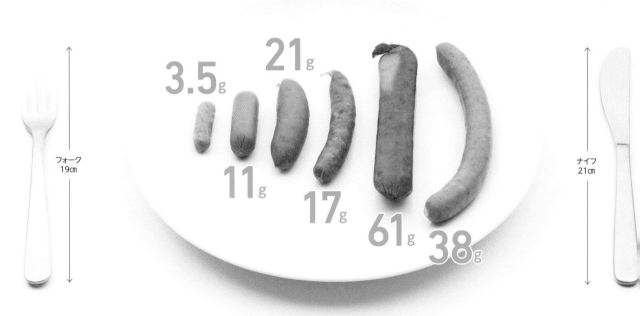

フォーク
19cm

ナイフ
21cm

重量別「ウインナーソーセージ」の栄養成分の目安

重量	エネルギー	たんぱく質	脂質	利用可能炭水化物	食塩相当量	カルシウム
5 g	16 kcal	0.6 g	1.5 g	0.2 g	0.1 g	0 mg
20 g	64 kcal	2.3 g	6.1 g	0.6 g	0.4 g	1 mg
60 g	191 kcal	6.9 g	18.4 g	1.9 g	1.1 g	4 mg
100 g	319 kcal	11.5 g	30.6 g	3.1 g	1.9 g	6 mg

食器の大きさ

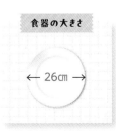

← 26cm →

魚肉ソーセージ

同じ重量のウインナーソーセージに比べて、魚肉ソーセージは脂質が少なく、
エネルギー量は半分程度です。食塩相当量には大きな差がありません。

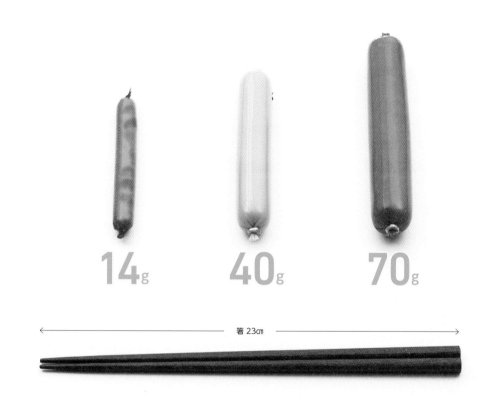

14g　40g　70g

箸 23cm

重量別「魚肉ソーセージ」の栄養成分の目安

重量	エネルギー	たんぱく質	脂質	利用可能炭水化物	食塩相当量	カルシウム
15 g	24 kcal	1.7 g	1.1 g	2.2 g	0.3 g	15 mg
40 g	63 kcal	4.6 g	2.9 g	5.8 g	0.8 g	40 mg
70 g	111 kcal	8.1 g	5.0 g	10.2 g	1.5 g	70 mg
100 g	158 kcal	11.5 g	7.2 g	14.5 g	2.1 g	100 mg

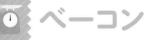

ベーコン

ブロックを刻んだ状態のベーコンです。ベーコンはいためたり焼いたりすると脂が落ちて、調理前の65％ほどの重量になります。

| **1.9**g | エネルギー…………… 5 kcal
たんぱく質…………… 0.3 g
脂質………………… 0.4 g
利用可能炭水化物…… 0 g
食塩相当量…………… 0 g
カルシウム………… 0 mg | **5.3**g | エネルギー………… 13 kcal
たんぱく質…………… 0.8 g
脂質………………… 1.0 g
利用可能炭水化物…… 0.1 g
食塩相当量………… 0.1 g
カルシウム………… 0 mg | **8.8**g | エネルギー………… 21 kcal
たんぱく質…………… 1.4 g
脂質………………… 1.7 g
利用可能炭水化物…… 0.2 g
食塩相当量………… 0.2 g
カルシウム………… 0 mg |

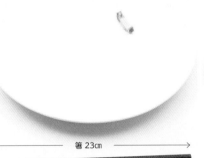
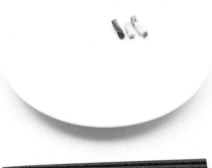
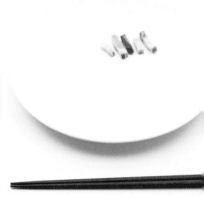

箸 23㎝

ヨーグルト（皿）

ヨーグルトは小さじ1で5 g、大さじ1で15 g、1カップ（200 mL）で210 gです[a]。よく使うスプーン1杯の重量を覚えておくと、重量の推測がしやすくなります。

| **13**g | エネルギー…………… 7 kcal
たんぱく質…………… 0.5 g
脂質………………… 0.4 g
利用可能炭水化物…… 0.5 g
食塩相当量…………… 0 g
カルシウム………… 15 mg | **32**g | エネルギー………… 18 kcal
たんぱく質…………… 1.2 g
脂質………………… 1.0 g
利用可能炭水化物…… 1.2 g
食塩相当量………… 0 g
カルシウム………… 39 mg | **51**g | エネルギー………… 29 kcal
たんぱく質…………… 1.8 g
脂質………………… 1.5 g
利用可能炭水化物…… 1.9 g
食塩相当量………… 0.1 g
カルシウム………… 61 mg |

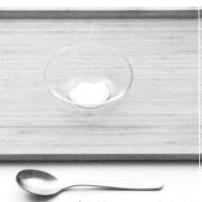
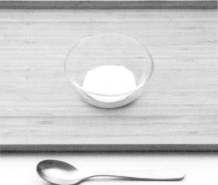
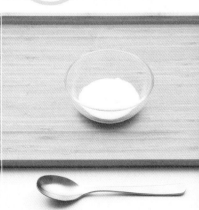

スプーン 19㎝

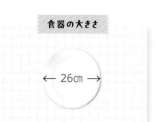

← 26cm →

15g
エネルギー ········· 37 kcal
たんぱく質 ··········· 2.3 g
脂質 ·················· 2.9 g
利用可能炭水化物 ··· 0.3 g
食塩相当量 ··········· 0.4 g
カルシウム ············· 1 mg

40g
エネルギー ········· 98 kcal
たんぱく質 ··········· 6.2 g
脂質 ·················· 7.8 g
利用可能炭水化物 ··· 0.8 g
食塩相当量 ··········· 1.0 g
カルシウム ············· 2 mg

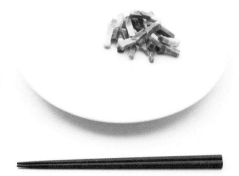

m e m o
ベーコンの重量の目安は？

薄切り1枚
17g

参考
ロースハム1枚 **10**g

栄養成分値は「全脂無糖」で算出。

80g
エネルギー ········· 45 kcal
たんぱく質 ··········· 2.9 g
脂質 ·················· 2.4 g
利用可能炭水化物 ··· 3.1 g
食塩相当量 ··········· 0.1 g
カルシウム ··········· 96 mg

200g
エネルギー ········· 112 kcal
たんぱく質 ··········· 7.2 g
脂質 ·················· 6.0 g
利用可能炭水化物 ··· 7.6 g
食塩相当量 ··········· 0.2 g
カルシウム ········· 240 mg

← 12.5cm →

↑
5cm
↓

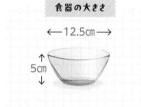

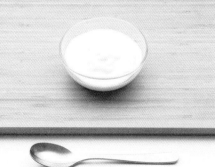

m e m o
ヨーグルトの種類による違いは？

脂肪が少ないタイプのほうがエネルギー
や脂質は少なく、たんぱく質やカルシウ
ムは多くなります。
100 gあたり
●全脂無糖タイプ（プレーンタイプ）
　56 kcal　脂質3.0 g
　たんぱく質3.6 g　カルシウム120 mg
●低脂肪タイプ
　40 kcal　脂質1.0 g
　たんぱく質3.7 g　カルシウム130 mg
●無脂肪タイプ
　37 kcal　脂質0.3 g
　たんぱく質4.0 g　カルシウム140 mg

ヨーグルト（容器）

ヨーグルトは商品によって水分量や内容量が異なるため、容器の大きさや形状から重量を推定しにくい食品です。脂質の量も様々なので、表示を確認するようにしましょう。

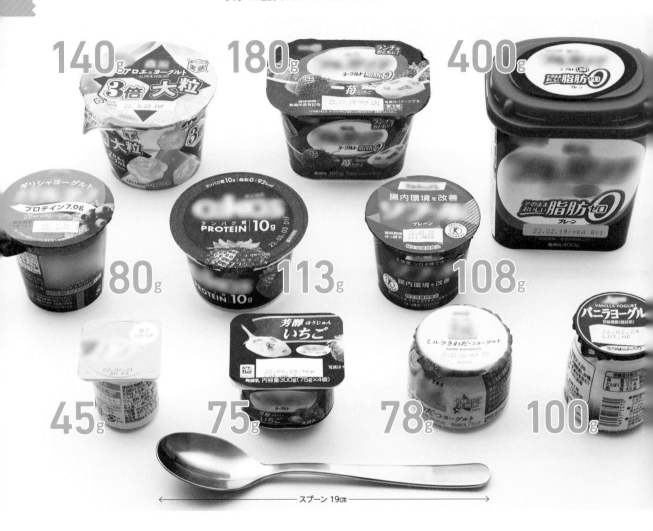

スプーン 19㎝

重量別「ヨーグルト（全脂無糖）」の栄養成分の目安

重量	エネルギー	たんぱく質	脂質	利用可能炭水化物	食塩相当量	カルシウム
45 g	25 kcal	1.6 g	1.4 g	1.7 g	0 g	54 mg
75 g	42 kcal	2.7 g	2.3 g	2.9 g	0.1 g	90 mg
100 g	56 kcal	3.6 g	3.0 g	3.8 g	0.1 g	120 mg
140 g	78 kcal	5.0 g	4.2 g	5.3 g	0.1 g	168 mg

チーズ

チーズの大さじ1あたりの重量は、カッテージチーズやクリームチーズで15 g、
ピザ用チーズで8 g、パルメザンチーズでは6 gです[a)]。

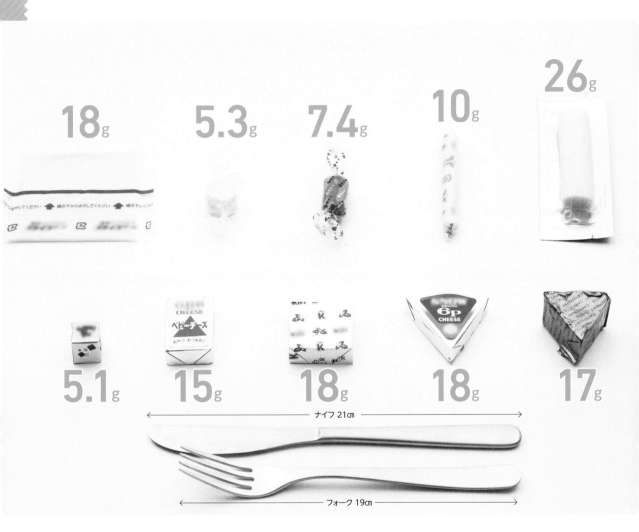

ナイフ 21㎝

フォーク 19㎝

重量別「（プロセス）チーズ」の栄養成分の目安

重量	エネルギー	たんぱく質	脂質	利用可能炭水化物	食塩相当量	カルシウム
15 g	47 kcal	3.4 g	3.9 g	0 g	0.4 g	95 mg
18 g	56 kcal	4.1 g	4.7 g	0 g	0.5 g	113 mg
25 g	78 kcal	5.7 g	6.5 g	0 g	0.7 g	158 mg
100 g	313 kcal	22.7 g	26.0 g	0.1 g	2.8 g	630 mg

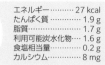

卵焼き

卵1個の重量は殻つきで65 g(正味55 g)程度[a]。これを覚えておくと、ほかの食材の重量の目安もつけやすくなります。なお、卵はゆでてもいためてもほとんど重量が変わりません。

19g

エネルギー	27 kcal
たんぱく質	1.9 g
脂質	1.7 g
利用可能炭水化物	1.6 g
食塩相当量	0.2 g
カルシウム	8 mg

34g

エネルギー	50 kcal
たんぱく質	3.6 g
脂質	3.1 g
利用可能炭水化物	3.0 g
食塩相当量	0.4 g
カルシウム	14 mg

42g

エネルギー	61 kcal
たんぱく質	4.4 g
脂質	3.9 g
利用可能炭水化物	3.7 g
食塩相当量	0.5 g
カルシウム	17 mg

箸 23cm

ツナ 油漬け缶詰

英語ではツナはマグロを指しますが、ツナ缶の原料にはカツオも使われます。魚の種類の違いや水煮を含めて食品成分表にはツナ缶が7種載っています。

5.0g

エネルギー	13 kcal
たんぱく質	0.9 g
脂質	1.1 g
利用可能炭水化物	0.2 g
食塩相当量	0 g
カルシウム	0 mg

10g

エネルギー	27 kcal
たんぱく質	1.8 g
脂質	2.2 g
利用可能炭水化物	0.4 g
食塩相当量	0.1 g
カルシウム	0 mg

15g

エネルギー	39 kcal
たんぱく質	2.6 g
脂質	3.2 g
利用可能炭水化物	0.6 g
食塩相当量	0.1 g
カルシウム	1 mg

箸 23cm

食器の大きさ

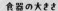

← 26㎝ →

62g

エネルギー	91 kcal
たんぱく質	6.6 g
脂質	5.7 g
利用可能炭水化物	5.6 g
食塩相当量	0.7 g
カルシウム	26 mg

114g

エネルギー	166 kcal
たんぱく質	11.9 g
脂質	10.5 g
利用可能炭水化物	10.1 g
食塩相当量	1.4 g
カルシウム	47 mg

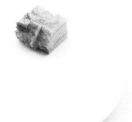

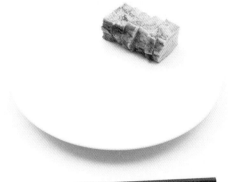

調査から

たんぱく質の不足がいわれているけれど…?

　たんぱく質の摂取不足が社会的課題として日本で話題になっているようですが、実際に日本人はたんぱく質が足りていないのでしょうか?

　2016〜2020年に1〜79歳の日本人男女4450人を対象として1年にわたって8日間実施した食事記録をもとにした解析[1]によると、たんぱく質の摂取不足者の割合は、どの性別・年齢階級においても0〜6.3%と比較的低めでした。

　一方、いわゆる生活習慣病予防の観点からたんぱく質摂取量を評価したところ、不足もとりすぎも含めて望ましくない摂取状況と判定された人の割合は3.9〜43.0%とかなり高めでした。

　栄養素摂取量の過不足の見きわめは難しく、一概にはいえないことがおわかりいただけると思います。

1)Shinozaki N, Murakami K, et. al. Nutrients 2023;15: 5113.

21g

エネルギー	56 kcal
たんぱく質	3.7 g
脂質	4.6 g
利用可能炭水化物	0.8 g
食塩相当量	0.2 g
カルシウム	1 mg

43g

エネルギー	114 kcal
たんぱく質	7.6 g
脂質	9.3 g
利用可能炭水化物	1.6 g
食塩相当量	0.4 g
カルシウム	2 mg

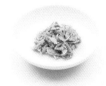

食器の大きさ

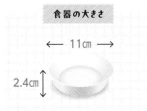

← 11㎝ →

2.4㎝

ツナ缶

よく見る薄型の缶詰のツナは、油漬けでも水煮でも1缶あたり70 g（液汁を含む）です[a]。
エネルギー量は、油漬けのものが水煮よりも約3.8倍高いです。

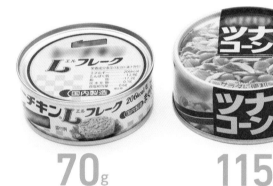

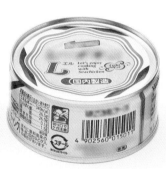
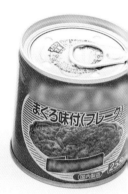

70g　　115g　　140g　　180g

重量別「キハダマグロ水煮缶詰※」で見る「ツナ缶」の栄養成分の目安

重量	エネルギー	たんぱく質	脂質	利用可能炭水化物	食塩相当量	カルシウム
70 g	49 kcal	11.2 g	0.5 g	2.4 g	0.4 g	4 mg
90 g	63 kcal	14.4 g	0.6 g	3.1 g	0.5 g	5 mg
100 g	70 kcal	16.0 g	0.7 g	3.4 g	0.5 g	5 mg
115 g	81 kcal	18.4 g	0.8 g	3.9 g	0.6 g	6 mg

※液汁を含む

魚の缶詰
（サンマ・サバ・イワシ）

ここで示した重量は液汁を含む重量です。
味つけの有無や魚の種類により、エネルギーや食塩の含有量に差があります。

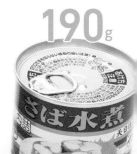

150g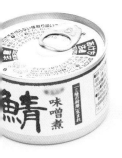

170g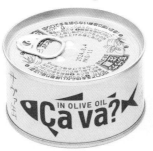

200g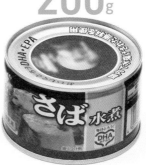

190g

100g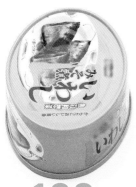

100g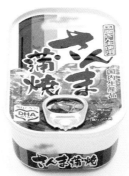

90g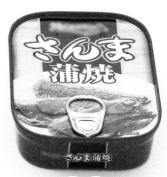

重量別「サバ水煮缶詰※」で見る「魚の缶詰」の栄養成分の目安

重量	エネルギー	たんぱく質	脂質	利用可能炭水化物	食塩相当量	カルシウム
75 g	131 kcal	15.7 g	8.0 g	3.8 g	0.7 g	195 mg
85 g	148 kcal	17.8 g	9.1 g	4.3 g	0.8 g	221 mg
95 g	165 kcal	19.9 g	10.2 g	4.8 g	0.9 g	247 mg
100 g	174 kcal	20.9 g	10.7 g	5.1 g	0.9 g	260 mg

※液汁を除いたもの

茶わん蒸し

一般的なレシピでは、卵1個で茶わん蒸しが2個できます。
卵1個に対し3〜4倍の容量のだしを加えて作ります。

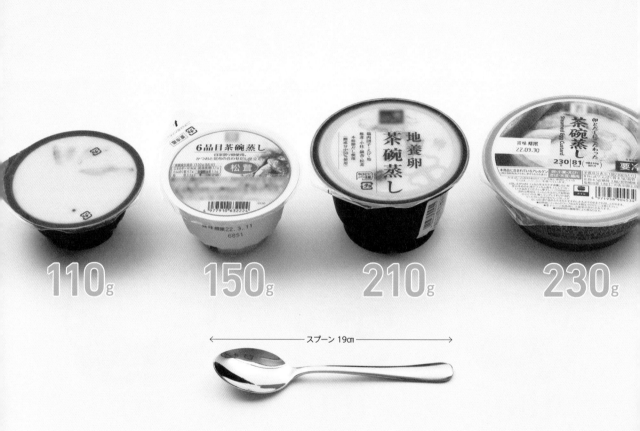

110g　150g　210g　230g

スプーン 19cm

重量別「茶わん蒸し」の栄養成分の目安

重量	エネルギー	たんぱく質	脂質	利用可能炭水化物	食塩相当量	カルシウム
100 g	84 kcal	6.6 g	4.5 g	3.7 g	1.1 g	16 mg
115 g	97 kcal	7.6 g	5.2 g	4.3 g	1.2 g	18 mg
150 g	126 kcal	9.9 g	6.8 g	5.6 g	1.6 g	24 mg
200 g	168 kcal	13.2 g	9.0 g	7.4 g	2.2 g	32 mg

Part 8

漬物・佃煮

For example

この白菜漬けの 重量をつかむには…

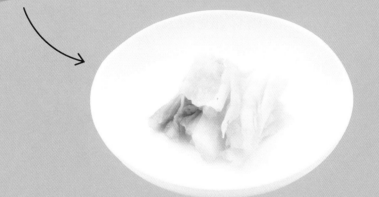

→170ページを ☑

この写真の食塩相当量は0.4 gです。漬物の塩分が何パーセントかを考えてみると…?

タラコ

タラコや明太子は1腹50 g程度で、大さじ1は15 gです[a]。
焼くと水分が蒸発し、生の状態の重量の86%程度になります。

5.0g
エネルギー	7 kcal
たんぱく質	1.2 g
脂質	0.2 g
コレステロール	18 mg
食塩相当量	0.2 g

10g
エネルギー	13 kcal
たんぱく質	2.4 g
脂質	0.5 g
コレステロール	35 mg
食塩相当量	0.5 g

14g
エネルギー	18 kcal
たんぱく質	3.4 g
脂質	0.7 g
コレステロール	49 mg
食塩相当量	0.6 g

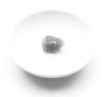
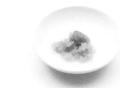

箸 23cm

アミの佃煮

アミの佃煮の大さじ1は11 g程度です[編集部実測]。なお、シラス干しや干しエビ、
でんぶの大さじ1は6 g程度です[a]。アミの塩辛は大さじ1で20 gです[b]。

8.0g
エネルギー	18 kcal
たんぱく質	1.5 g
脂質	0.1 g
コレステロール	10 mg
食塩相当量	0.6 g

12g
エネルギー	29 kcal
たんぱく質	2.4 g
脂質	0.2 g
コレステロール	15 mg
食塩相当量	0.9 g

16g
エネルギー	36 kcal
たんぱく質	3.0 g
脂質	0.3 g
コレステロール	19 mg
食塩相当量	1.1 g

箸 23cm

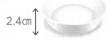

20g
エネルギー	26 kcal
たんぱく質	4.8 g
脂質	0.9 g
コレステロール	70 mg
食塩相当量	0.9 g

40g
エネルギー	52 kcal
たんぱく質	9.6 g
脂質	1.9 g
コレステロール	140 mg
食塩相当量	1.8 g

調査
から

日本人のコレステロール摂取源

　1994～1995年に日本人成人215人を対象として1年にわたって14日間もしくは28日間実施された食事記録をもとにした解析[1]によると、日本人のコレステロール摂取源は男女とも、1位鶏卵(男性42.9%、女性42.1%)、2位イカ、3位牛乳、4位イクラでした。5位は男性ではイセエビ、女性ではショートケーキでした。なお、タラコや明太子は男性で9位(0.9%)、女性で12位(1.1%)です。

1) Sasaki S, et al. J Epidemiol 2003;13:S23-50.

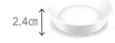

19g
エネルギー	44 kcal
たんぱく質	3.7 g
脂質	0.3 g
コレステロール	23 mg
食塩相当量	1.3 g

30g
エネルギー	69 kcal
たんぱく質	5.7 g
脂質	0.5 g
コレステロール	36 mg
食塩相当量	2.1 g

調査
から

佃煮どのくらい食べている？

　令和元年国民健康・栄養調査報告によると、日本人の佃煮の1日あたり平均摂取量は0.2 gとのことです[1]。アミの佃煮の場合で、食塩相当量0.014 gほどという量になります。ただし食事調査が1日間なので、習慣的な摂取量がどのくらいなのかはわかりません。

1) 厚生労働省(2020). 令和元年国民健康・栄養調査報告.

白菜漬け

生の白菜の葉の重量は、外側の大きいものだと1枚150 g程度です[a]。
白菜は漬物にすると水分量が減少し、生の状態の73%の重量になります。

5.0g
エネルギー............ 1 kcal
利用可能炭水化物... 0.1 g
食物繊維総量......... 0.1 g
食塩相当量............ 0.1 g

12g
エネルギー............ 2 kcal
利用可能炭水化物... 0.2 g
食物繊維総量......... 0.2 g
食塩相当量............ 0.2 g

18g
エネルギー............ 3 kcal
利用可能炭水化物... 0.3 g
食物繊維総量......... 0.3 g
食塩相当量............ 0.4 g

箸 23cm

大根キムチ

生の大根より水分が抜けているので同じ重量でも少し小さく見えます。
なお、たくあん漬けは1切れあたり3〜5 g程度です。

9.8g
エネルギー............ 3 kcal
利用可能炭水化物... 0.3 g
食物繊維総量......... 0.2 g
食塩相当量............ 0.3 g

21g
エネルギー............ 6 kcal
利用可能炭水化物... 0.6 g
食物繊維総量......... 0.5 g
食塩相当量............ 0.6 g

32g
エネルギー............ 9 kcal
利用可能炭水化物... 0.9 g
食物繊維総量......... 0.7 g
食塩相当量............ 0.9 g

箸 23cm

28g

エネルギー	5 kcal
利用可能炭水化物	0.5 g
食物繊維総量	0.5 g
食塩相当量	0.6 g

67g

エネルギー	11 kcal
利用可能炭水化物	1.2 g
食物繊維総量	1.2 g
食塩相当量	1.4 g

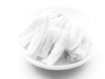

食器の大きさ

← 11㎝ →

2.4㎝

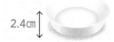

調査から

日本人はどのくらい 漬物から食塩をとっている？

　2013年に20～69歳の日本人男女392人を対象とした4日間の食事記録をもとにした解析[1]によると、漬物からの1日あたりのナトリウム摂取量は男性で184.9 ㎎（食塩相当量0.5 g）、女性で126.2 ㎎（食塩相当量0.3 g）。1年に換算すると男性67 g（食塩相当量171.4 g）、女性46 g（食塩相当量117.0 g）となります。

1) Asakura K, et al. Public Health Nutr 2016;19:2011-23.

46g

エネルギー	13 kcal
利用可能炭水化物	1.3 g
食物繊維総量	1.0 g
食塩相当量	1.3 g

101g

エネルギー	27 kcal
利用可能炭水化物	2.7 g
食物繊維総量	2.2 g
食塩相当量	2.9 g

食器の大きさ

← 11㎝ →

2.4㎝

memo
大根の漬物の塩分濃度は？

いぶりがっこ	3.5%
ぬかみそ漬け	3.8%
たくあん漬け	2.5%
新漬けたくあん	3.3%
守口漬け	3.6%
べったら漬け	2.8%
みそ漬け	7.2%
福神漬け	5.1%

らっきょう

らっきょう漬けは1粒5g程度です。なお、エシャレットはらっきょうを若採りしたものですが、エシャロットは別物で、小型玉ねぎの一種です。

5.3g
エネルギー‥‥‥‥6 kcal
利用可能炭水化物‥1.4 g
食物繊維総量‥‥‥0.2 g
食塩相当量‥‥‥‥0.1 g

12g
エネルギー‥‥‥‥14 kcal
利用可能炭水化物‥3.2 g
食物繊維総量‥‥‥0.3 g
食塩相当量‥‥‥‥0.2 g

19g
エネルギー‥‥‥‥22 kcal
利用可能炭水化物‥4.9 g
食物繊維総量‥‥‥0.5 g
食塩相当量‥‥‥‥0.4 g

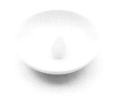

箸 23cm

きゅうりの漬物

きゅうりのしょうゆ漬けの写真です。漬物は、漬ける日数が長くなるほど水分が抜けるため、重量が軽くなり、かさも減ります[b]。

4.9g
エネルギー‥‥‥‥1 kcal
利用可能炭水化物‥0.1 g
食物繊維総量‥‥‥0.1 g
食塩相当量‥‥‥‥0.1 g

12g
エネルギー‥‥‥‥2 kcal
利用可能炭水化物‥0.3 g
食物繊維総量‥‥‥0.2 g
食塩相当量‥‥‥‥0.3 g

18g
エネルギー‥‥‥‥3 kcal
利用可能炭水化物‥0.5 g
食物繊維総量‥‥‥0.2 g
食塩相当量‥‥‥‥0.5 g

箸 23cm

29g

エネルギー………… 34 kcal
利用可能炭水化物… 7.7 g
食物繊維総量……… 0.8 g
食塩相当量………… 0.6 g

69g

エネルギー………… 81 kcal
利用可能炭水化物… 18.4 g
食物繊維総量……… 2.0 g
食塩相当量………… 1.3 g

食器の大きさ

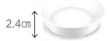

← 11㎝ →

2.4㎝

memo
漬物の塩分は…

　市販の漬物の食塩相当量は、近年、低塩化が進み、日本食品標準成分表でも梅干しや白菜の塩漬けなどで八訂で見直されました。なお、商品による差も大きいので、食塩相当量は特に栄養成分表示を確認するのがよいでしょう。

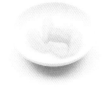

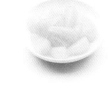

28g

エネルギー………… 5 kcal
利用可能炭水化物… 0.8 g
食物繊維総量……… 0.4 g
食塩相当量………… 0.7 g

67g

エネルギー………… 11 kcal
利用可能炭水化物… 1.9 g
食物繊維総量……… 0.9 g
食塩相当量………… 1.7 g

食器の大きさ

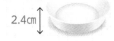

← 11㎝ →

2.4㎝

memo
きゅうりの漬物の塩分濃度は?

塩漬け…………………… 2.5%
しょうゆ漬け…………… 4.1%
ぬかみそ漬け…………… 5.3%
スイートピクルス……… 1.1%
サワーピクルス………… 2.5%

こんぶの佃煮

こんぶ(乾)は10㎝角のもの1枚で10g程度です[a)]。
水でもどして煮ると、水分を吸収して重量が3.5倍ほどになります。

2.9g
エネルギー………… 4 kcal
利用可能炭水化物…… 0.7 g
食物繊維総量………… 0.2 g
食塩相当量…………… 0.2 g

6.7g
エネルギー………… 10 kcal
利用可能炭水化物…… 1.7 g
食物繊維総量………… 0.5 g
食塩相当量…………… 0.5 g

10g
エネルギー………… 15 kcal
利用可能炭水化物…… 2.6 g
食物繊維総量………… 0.7 g
食塩相当量…………… 0.8 g

← 箸 23㎝ →

のりの佃煮

食品成分表では、「ひとえぐさ つくだ煮」の名称で掲載されています。
ちなみに焼きのりの全形1枚の重量は3g程度です[a)]。

3.0g
エネルギー………… 4 kcal
利用可能炭水化物…… 0.7 g
食物繊維総量………… 0.1 g
食塩相当量…………… 0.2 g

6.8g
エネルギー………… 10 kcal
利用可能炭水化物…… 1.6 g
食物繊維総量………… 0.3 g
食塩相当量…………… 0.4 g

10g
エネルギー………… 15 kcal
利用可能炭水化物…… 2.4 g
食物繊維総量………… 0.4 g
食塩相当量…………… 0.6 g

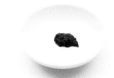

← 箸 23㎝ →

食器の大きさ

← 11cm →

2.4cm

16g
エネルギー………… 23 kcal
利用可能炭水化物… 4.0 g
食物繊維総量……… 1.1 g
食塩相当量………… 1.2 g

36g
エネルギー………… 53 kcal
利用可能炭水化物… 9.1 g
食物繊維総量……… 2.4 g
食塩相当量………… 2.6 g

調査から **こんぶを食べる日本人は…**

2002～2003年に30～76歳の日本人男女240人を対象として1年にわたって16日間実施された食事記録をもとにした解析[1]によると、習慣的にヨウ素の摂取量が不足している人はほとんどいない一方で、10人に1人の割合で過剰摂取者が存在するようです。世界的には不足しがちな栄養素ですが、日本では主要な供給源であるこんぶ(摂取量の6割を占める)により事情が異なると考えられます。

1) Katagiri R, et al. Br J Nutr 2015;114:624-34.

食器の大きさ

← 11cm →

2.4cm

15g
エネルギー………… 22 kcal
利用可能炭水化物… 3.4 g
食物繊維総量……… 0.6 g
食塩相当量………… 0.9 g

36g
エネルギー………… 53 kcal
利用可能炭水化物… 8.1 g
食物繊維総量……… 1.5 g
食塩相当量………… 2.1 g

memo
佃煮の糖類の目安は?

佃煮は食塩だけではなく、糖類も含まれます。
　こんぶの佃煮‥ 19.5%(食塩は7.4%)
　のりの佃煮‥‥ 21.4%(食塩は5.8%)

梅干し

塩につけた「塩漬け」と、砂糖や食酢、香辛料などにつけた「調味漬け」があります。
栄養成分の目安は「塩漬け」で示しています。「調味漬け」では100 gあたりの食塩相当量は7.6 gです。

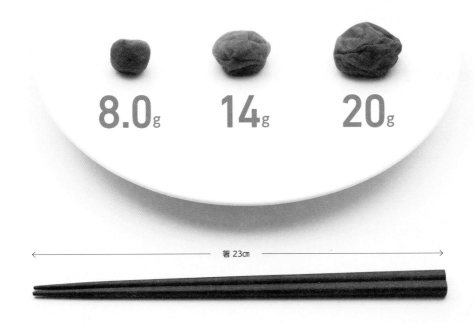

8.0g　14g　20g

箸 23cm

写真重量別「梅干し（塩漬け）」の栄養成分の目安　*廃棄率25%

重量	口に入る重量	エネルギー	利用可能炭水化物	食物繊維総量	食塩相当量
133 g	**100 g**	29 kcal	0.9 g	3.3 g	18.2 g
8.0 g	**6.0 g**	2 kcal	0.1 g	0.2 g	1.1 g
14 g	**11 g**	3 kcal	0.1 g	0.3 g	1.9 g
20 g	**15 g**	4 kcal	0.1 g	0.5 g	2.7 g

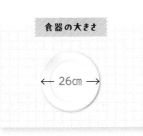

食器の大きさ

26cm

176

Part 9

調味料

For example

このしょうゆの
重量をつかむには…

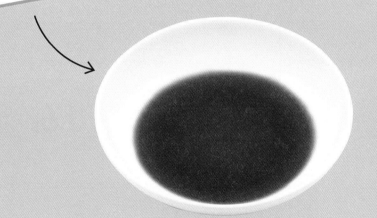

→178ページを ☑

しょうゆ小さじ1で食塩相当量0.9 gです。

濃い口しょうゆ

うす口しょうゆや減塩しょうゆも量の見え方は同じです[a]。市販のすしやお弁当についてくるミニパックのしょうゆは1パック5g程度のものが多いようです。

0.8g	エネルギー‥‥‥‥‥‥1 kcal 脂質‥‥‥‥‥‥‥‥‥0 g 食塩相当量‥‥‥‥‥0.1 g
2.1g	エネルギー‥‥‥‥‥‥2 kcal 脂質‥‥‥‥‥‥‥‥‥0 g 食塩相当量‥‥‥‥‥0.3 g
3.5g	エネルギー‥‥‥‥‥‥3 kcal 脂質‥‥‥‥‥‥‥‥‥0 g 食塩相当量‥‥‥‥‥0.5 g

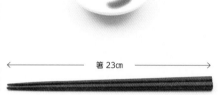

箸 23cm

練りわさび

練りわさびは、わさびやホースラディッシュの粉末に、水、油脂、砂糖、食塩などを加えてペースト状にしたものです。練りわさびは小さじ1で5gです[a]。

0.5g	エネルギー‥‥‥‥‥‥1 kcal 脂質‥‥‥‥‥‥‥‥‥0.1 g 食塩相当量‥‥‥‥‥0 g
1.1g	エネルギー‥‥‥‥‥‥3 kcal 脂質‥‥‥‥‥‥‥‥‥0.1 g 食塩相当量‥‥‥‥‥0.1 g
1.6g	エネルギー‥‥‥‥‥‥4 kcal 脂質‥‥‥‥‥‥‥‥‥0.2 g 食塩相当量‥‥‥‥‥0.1 g

箸 23cm

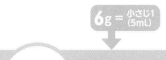

6g = 小さじ1 (5mL)

5.6g

エネルギー……… 4 kcal
脂質………………… 0 g
食塩相当量………… 0.8 g

15g

エネルギー……… 11 kcal
脂質………………… 0 g
食塩相当量………… 2.2 g

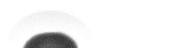
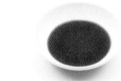

食器の大きさ

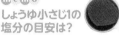

← 11cm →
2.4cm

memo
しょうゆ小さじ1の塩分の目安は？

●濃い口しょうゆ
　小さじ1(6g[※])で……食塩相当量0.9 g
●うす口しょうゆ
　小さじ1(6g[※])で……食塩相当量1.0 g
●減塩しょうゆ
　小さじ1(6g[※])で……食塩相当量0.5 g

※実用的にまるめた数値[a)]。日本食品標準成分表での重量は小さじ1で濃い口・うす口5.9g、減塩5.6g。

2.3g

エネルギー……… 6 kcal
脂質………………… 0.2 g
食塩相当量………… 0.1 g

5.0g

エネルギー……… 13 kcal
脂質………………… 0.5 g
食塩相当量………… 0.3 g

食器の大きさ

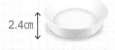

← 11cm →
2.4cm

調査から
栄養士のナトリウム摂取量

　ナトリウムおよびカリウム摂取量の客観的指標である24時間尿中排泄量のデータを用いて栄養士女性99人と非栄養士女性117人を比較した研究[1)]によると、ナトリウム排泄量でもカリウム排泄量でも統計学的に有意な差は見られませんでした。

　食の専門家だからといってうす味を実践している（できる）わけではなさそうです。

1) Sugimoto M, et al. Nutr Res 2016;36:440-51.

トマトケチャップ

製品によって粘度や水分量が異なりますが、トマトケチャップ小さじ1は6 g程度で、ウスターソースやオイスターソースも同様です[a]。

1.5 g
エネルギー……… 2 kcal
脂質……………… 0 g
食塩相当量……… 0 g

4.2 g
エネルギー……… 4 kcal
脂質……………… 0 g
食塩相当量……… 0.1 g

6.7 g
エネルギー……… 7 kcal
脂質……………… 0 g
食塩相当量……… 0.2 g

6 g = 小さじ1 (5mL)

← スプーン 19㎝ →

中濃ソース

ウスターソースよりも粘度があるソースで、小さじ1で7 g程度です[a]。お弁当などについている小袋は、5〜10 g入りのものが多いようです。

1.5 g
エネルギー……… 2 kcal
脂質……………… 0 g
食塩相当量……… 0.1 g

4.2 g
エネルギー……… 5 kcal
脂質……………… 0 g
食塩相当量……… 0.2 g

7.1 g
エネルギー……… 9 kcal
脂質……………… 0 g
食塩相当量……… 0.4 g

7 g = 小さじ1 (5mL)

← 箸 23㎝ →

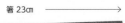

18g = 大さじ1 (15mL)

11g

エネルギー	12 kcal
脂質	0 g
食塩相当量	0.3 g

30g

エネルギー	31 kcal
脂質	0.1 g
食塩相当量	0.9 g

食器の大きさ

← 11cm →

2.4cm

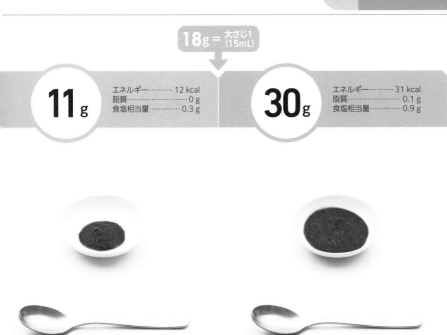

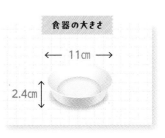

memo

トマトケチャップの塩分の目安は?

小さじ1(6 g※)で……食塩相当量0.2 g
大さじ1(18 g※)で…食塩相当量0.6 g
なお、トマトピューレなら食塩相当量0 gです。

※実用的にまるめた数値[a]。日本食品標準成分表での重量は小さじ1で5.8 g、大さじ1で17.3 g。

21g = 大さじ1 (15mL)

12g

エネルギー	15 kcal
脂質	0 g
食塩相当量	0.7 g

34g

エネルギー	44 kcal
脂質	0 g
食塩相当量	2.0 g

食器の大きさ

← 11cm →

2.4cm

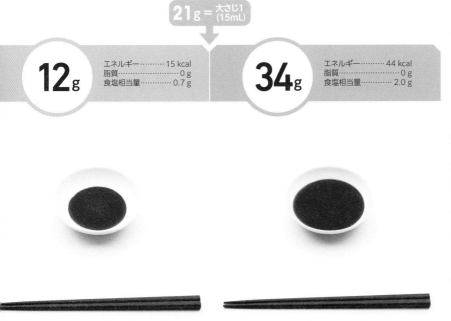

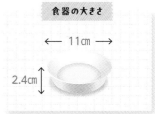

memo

ソースの塩分の目安は?

●ウスターソース
小さじ1(6 g※)で…食塩相当量0.5 g
●中濃ソース
小さじ1(7 g※)で…食塩相当量0.4 g
●お好み焼きソース
小さじ1(7 g※)で…食塩相当量0.3 g

※実用的にまるめた数値[a]。日本食品標準成分表での重量は小さじ1でウスター6.0 g、中濃・お好み焼き5.8 g、大さじ1ではウスター17.9 g、中濃17.4 g、お好み焼き17.5 g。

マヨネーズ

マヨネーズには全卵型と卵黄型があり、コレステロールは卵黄型のほうが多く、約2.5倍です。 栄養成分値は卵黄型で示しました。

2.0g
エネルギー ········· 13 kcal
脂質 ················· 1.5 g
コレステロール ········ 3 mg
食塩相当量 ············ 0 g

4.5g
エネルギー ········· 30 kcal
脂質 ················· 3.4 g
コレステロール ········ 6 mg
食塩相当量 ·········· 0.1 g

6.8g
エネルギー ········· 45 kcal
脂質 ················· 5.1 g
コレステロール ······ 10 mg
食塩相当量 ·········· 0.1 g

5g = 小さじ1 (5mL)

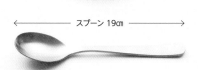
← スプーン 19㎝ →

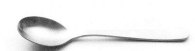

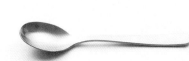

和風ドレッシング *ノンオイル*

ノンオイルのほうがオイル入りに比べて食塩の濃度が高いことが多いようです[b]。

3.0g
エネルギー ·········· 2 kcal
脂質 ················· 0 g
食塩相当量 ·········· 0.2 g

6.2g
エネルギー ·········· 5 kcal
脂質 ················· 0 g
食塩相当量 ·········· 0.5 g

9.1g
エネルギー ·········· 8 kcal
脂質 ················· 0 g
食塩相当量 ·········· 0.7 g

5g = 小さじ1 (5mL)

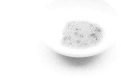
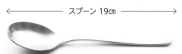
← スプーン 19㎝ →

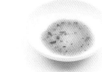
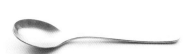

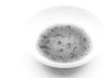

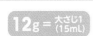

12g = 大さじ1 (15mL)

10g

エネルギー	68 kcal
脂質	7.6 g
コレステロール	14 mg
食塩相当量	0.2 g

23g

エネルギー	154 kcal
脂質	17.2 g
コレステロール	32 mg
食塩相当量	0.5 g

食器の大きさ

← 11cm →
2.4cm

memo
マヨネーズの塩分の目安は?

●マヨネーズ
　小さじ1（4 g[※]）で…食塩相当量0.1 g
　大さじ1（12 g[※]）で…食塩相当量0.2 g
※実用的にまるめた数値[a]。日本食品標準成分表での重量は小さじ1で4.8 g、大さじ1で14.3 g。

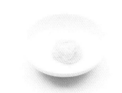

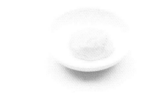

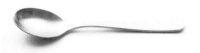

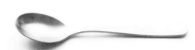

15g = 大さじ1 (15mL)

13g

エネルギー	11 kcal
脂質	0 g
食塩相当量	1.0 g

27g

エネルギー	22 kcal
脂質	0 g
食塩相当量	2.0 g

食器の大きさ

← 11cm →
2.4cm

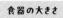

memo
ドレッシングの塩分の目安は?

●和風ドレッシング
　ノンオイル
　大さじ1（15 g[※1]）で
　…… 食塩相当量1.1 g
●和風ドレッシング
　大さじ1（18 g[※2]）で
　…… 食塩相当量0.6 g

※1、2 実用的にまるめた数値[a]。※1 日本食品標準成分表でも同量（15.0 g）。
※2 日本食品標準成分表では未掲載。

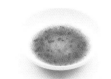

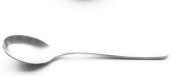

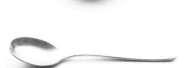

やっぱり調味料？
〜日本人の食塩摂取源〜

　日本人はどんな食品から食塩を多くとっているのでしょうか。2013年に20〜69歳の日本人男女392人を対象とした4日間の食事記録をもとにした解析[1]から、日本人の食塩摂取源が明らかになっているのでベスト10を見てみましょう　表。

　男女とも第1位はしょうゆ（19.6%、20.0%）で、第2位は僅差で食塩（16.0%、16.4%）、第3位はその他の調味料（10.7%、10.2%）、第4位がみそ（9.0%、9.3%）という結果でした　表。このように調味料の寄与が圧倒的で、調味料をすべて合わせると、食塩摂取量全体の6割以上を占めています（男性61.7%、女性62.9%）。

　調味料以外で寄与が大きい食品としては、魚介類（男性6.7%、女性6.6%）、めん類（男性4.9%、女性2.9%）、パン類（男性4.3%、女性5.0%）、肉類（男性3.9%、女性3.6%）、漬物の寄与率は男性で3.8%、女性で3.1%がありました。ちなみに調理済み食品（男性3.6%、女性3.0%）でした。

　同じ食事調査法を用いたある国際比較研究[2]によると、イギリスやアメリカでは、食塩摂取量へのパン類の寄与が比較的大きく（それぞれ35%、20%）、また平均食塩摂取量も、日本（11.8g/日）よりも少なめでした（イギリス：8.7 g/日、アメリカ：9.3 g/日）。このように、日本人は、欧米人と比べて食塩摂取量が多そうですが、著者（村上）はイギリス（北アイルランド）留学で味がしない料理に慣れ親しんだせいもあってか、かなりうす味が好みです。調味料を使う前に、素材の味を確かめる習慣を身につけたいものですね。

表　日本人の食塩摂取源 摂取量ベスト10

		男性			女性	
		食塩摂取量（g/日）	寄与率（%）		食塩摂取量（g/日）	寄与率（%）
1位	しょうゆ	2.2	19.6	しょうゆ	1.9	20.0
2位	食塩	1.8	16.0	食塩	1.5	16.4
3位	その他の調味料	1.2	10.7	その他の調味料	0.9	10.2
4位	みそ	1.0	9.0	みそ	0.9	9.3
5位	魚介類	0.8	6.7	だし類調味料	0.6	6.9
6位	だし類調味料	0.7	6.3	魚介類	0.6	6.6
7位	めん類	0.5	4.9	パン類	0.4	5.0
8位	漬物	0.5	3.8	漬物	0.3	3.1
9位	パン類	0.4	4.3	肉類	0.3	3.6
10位	肉類	0.4	3.9	めん類	0.3	2.9

 1) Asakura K, et al. Public Health Nutr 2016;19:2011-23.　2) Anderson CAM, et al. J Am Diet Assoc. 2010;110:736-45.

Part10

果物と芋・豆の
おやつ

For example

このみかんそれぞれの

重量をつかむには…

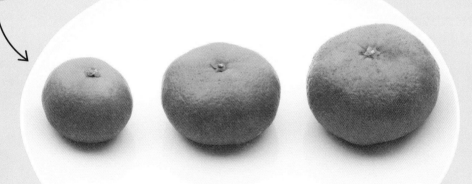

→189ページを ☑

左端は100g未満、中央は100g超えです。

いちご

いちご1粒の大きさは様々ですが、1パックはだいたい300 g前後です。
写真に写っているのはへたをカットした小ぶりのいちごです。

8.2g
エネルギー………… 3 kcal
利用可能炭水化物… 0.5 g
糖類………………… 0.5 g
食物繊維総量……… 0.1 g
食塩相当量…………… 0 g

26g
エネルギー………… 8 kcal
利用可能炭水化物… 1.5 g
糖類………………… 1.5 g
食物繊維総量……… 0.4 g
食塩相当量…………… 0 g

35g
エネルギー……… 11 kcal
利用可能炭水化物… 2.0 g
糖類………………… 2.0 g
食物繊維総量……… 0.5 g
食塩相当量…………… 0 g

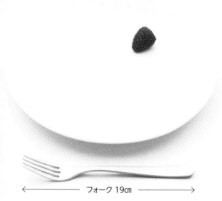
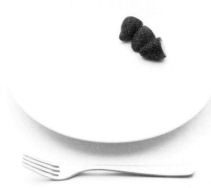
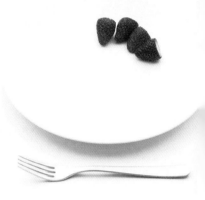

←——— フォーク 19㎝ ———→

柿

富有柿などの一般的な柿は1個200～300 g程度ですが、
太秋や太月などの品種では1個あたり400～450 gあります。 廃棄率は9～15 ％程度です。

23g
エネルギー……… 13 kcal
利用可能炭水化物… 3.0 g
糖類………………… 2.7 g
食物繊維総量……… 0.3 g
食塩相当量…………… 0 g

49g
エネルギー……… 28 kcal
利用可能炭水化物… 6.4 g
糖類………………… 5.8 g
食物繊維総量……… 0.7 g
食塩相当量…………… 0 g

69g
エネルギー……… 39 kcal
利用可能炭水化物… 9.1 g
糖類………………… 8.2 g
食物繊維総量……… 1.0 g
食塩相当量…………… 0 g

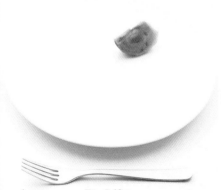
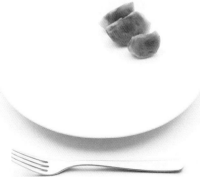
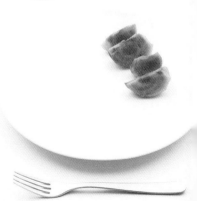

←——— フォーク 19㎝ ———→

45g
エネルギー‥‥‥‥‥ 14 kcal
利用可能炭水化物‥‥ 2.7 g
糖類‥‥‥‥‥‥‥‥ 2.7 g
食物繊維総量‥‥‥‥ 0.6 g
食塩相当量‥‥‥‥‥‥ 0 g

106g
エネルギー‥‥‥‥‥ 33 kcal
利用可能炭水化物‥‥ 6.3 g
糖類‥‥‥‥‥‥‥‥ 6.3 g
食物繊維総量‥‥‥‥ 1.5 g
食塩相当量‥‥‥‥‥‥ 0 g

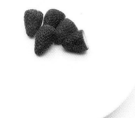

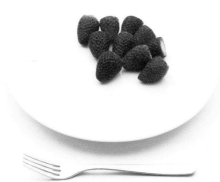

調査から

秋にビタミンC摂取量が多いのは…

　1994年に日本人成人160人を対象として各季節に7日間の食事記録を実施した研究[1]によると、多くの栄養素で季節による摂取量の違いは見られなかった一方、ビタミンCの摂取量は秋で最も高く、春で最も低いという結果でした。

　食品群での検討において、同様の季節間差が見られたのは、芋類と果物類でした。ビタミンCの主要な供給源である野菜類の摂取量は秋が最も多いというわけではなかった(野菜類が最も多いのは夏でした)ので、秋にビタミンCが最も多いのは、野菜類以外の主要な供給源である柿(ビタミンC摂取量への寄与率は男性5.3%、女性6.3%)、みかん(男性3.2%、女性4.2%)、じゃが芋(男性4.7%、女性4.0%)によるものと考えられます。

1)Sasaki S, et al. J Epidemiol 2003;13:523-50.

200~300g = 富有柿1個

98g
エネルギー‥‥‥‥‥ 56 kcal
利用可能炭水化物‥ 13.0 g
糖類‥‥‥‥‥‥‥ 11.7 g
食物繊維総量‥‥‥‥ 1.4 g
食塩相当量‥‥‥‥‥‥ 0 g

205g
エネルギー‥‥‥‥ 117 kcal
利用可能炭水化物‥ 27.0 g
糖類‥‥‥‥‥‥‥ 24.4 g
食物繊維総量‥‥‥‥ 3.0 g
食塩相当量‥‥‥‥‥‥ 0 g

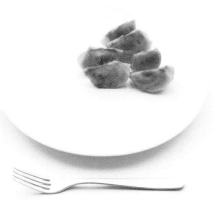

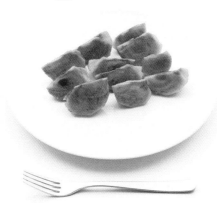

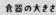

かんきつ類いろいろ

写真に示されているのは皮を含む重量です。かんきつ類は
大きいものや皮の厚いものほど廃棄率が大きい傾向があります。

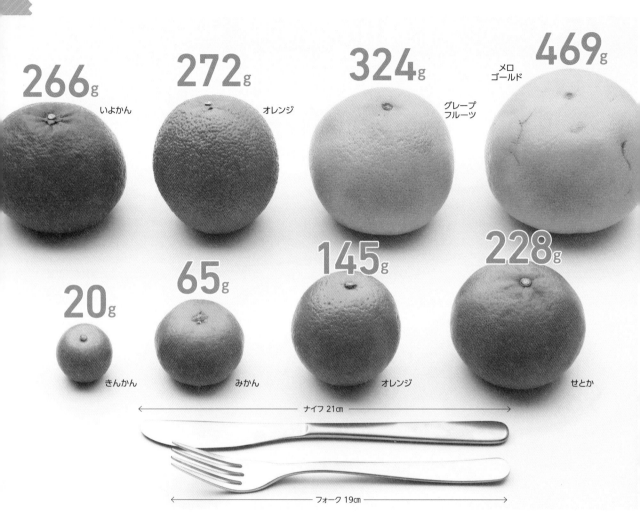

266g いよかん

272g オレンジ

324g グレープフルーツ

メロゴールド **469g**

20g きんかん

65g みかん

145g オレンジ

228g せとか

ナイフ 21cm

フォーク 19cm

一部写真重量別「バレンシアオレンジ」で見る「かんきつ類」の栄養成分の目安 ＊廃棄率40%

重量	口に入る重量	エネルギー	利用可能炭水化物	糖類	食物繊維総量	食塩相当量
167 g	**100 g**	42 kcal	9.4 g	6.9 g	0.8 g	0 g
20 g	**12 g**	5 kcal	1.1 g	0.8 g	0.1 g	0 g
145 g	**87 g**	36 kcal	8.2 g	6.0 g	0.7 g	0 g
272 g	**163 g**	69 kcal	11.2 g	15.3 g	1.3 g	0 g

みかん

みかんの廃棄率は、薄皮ごと食べる場合は20%、薄皮を食べない場合は25%程度とされています。果実の大きさや皮の厚みによって廃棄率が異なります。

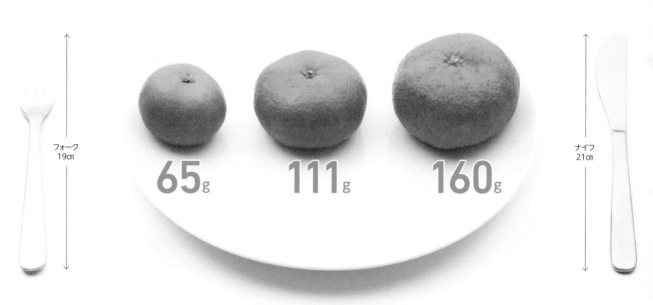

フォーク
19cm

65g　　111g　　160g

ナイフ
21cm

写真重量別「みかん」の栄養成分の目安　*廃棄率20%

重量	口に入る重量	エネルギー	利用可能炭水化物	糖類	食物繊維総量	食塩相当量
125 g	**100 g**	49 kcal	11.3 g	8.9 g	1.0 g	0 g
65 g	**52 g**	25 kcal	5.9 g	4.6 g	0.5 g	0 g
111 g	**89 g**	44 kcal	10.0 g	7.9 g	0.9 g	0 g
160 g	**128 g**	63 kcal	14.5 g	11.4 g	1.3 g	0 g

食器の大きさ

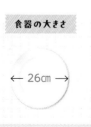

← 26cm →

すいか ブロック

すいかの廃棄率は40〜50%程度です（右記memo参照）。 上下の写真はそれぞれ切り方なども異なりますが、可食部の重量はほぼ同じです。

50g
エネルギー ········· 21 kcal
利用可能炭水化物··· 4.8 g
糖類 ·························· −
食物繊維総量········· 0.2 g
食塩相当量·············· 0 g

99g
エネルギー ········· 41 kcal
利用可能炭水化物··· 9.4 g
糖類 ·························· −
食物繊維総量········· 0.3 g
食塩相当量·············· 0 g

138g
エネルギー ········· 57 kcal
利用可能炭水化物·· 13.1 g
糖類 ·························· −
食物繊維総量········· 0.4 g
食塩相当量·············· 0 g

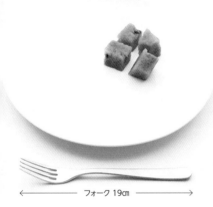
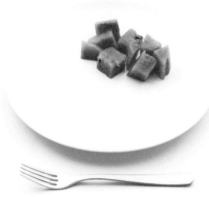
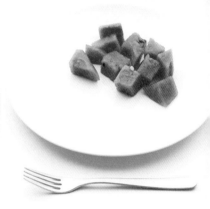

← フォーク 19cm →

すいか 三角

写真は小玉のすいかをカットしたものです。
一番右の写真は小玉のすいかでおよそ1/2個分でした。

94g
エネルギー ········· 19 kcal
利用可能炭水化物··· 4.5 g
糖類 ·························· −
食物繊維総量········· 0.1 g
食塩相当量·············· 0 g

199g
エネルギー ········· 41 kcal
利用可能炭水化物··· 9.4 g
糖類 ·························· −
食物繊維総量········· 0.3 g
食塩相当量·············· 0 g

280g
エネルギー ········· 57 kcal
利用可能炭水化物·· 13.3 g
糖類 ·························· −
食物繊維総量········· 0.4 g
食塩相当量·············· 0 g

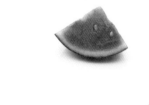
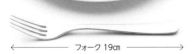
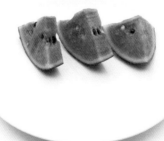
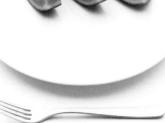
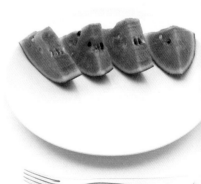

← フォーク 19cm →

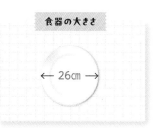

食器の大きさ

← 26cm →

－ ：未測定（日本食品標準成分表）

195g
エネルギー‥‥‥‥‥ 80 kcal
利用可能炭水化物‥ 18.5 g
糖類‥‥‥‥‥‥‥‥‥ －
食物繊維総量‥‥‥‥ 0.6 g
食塩相当量‥‥‥‥‥‥ 0 g

382g
エネルギー‥‥‥‥‥ 156 kcal
利用可能炭水化物‥ 36.2 g
糖類‥‥‥‥‥‥‥‥‥ －
食物繊維総量‥‥‥‥ 1.1 g
食塩相当量‥‥‥‥‥‥ 0 g

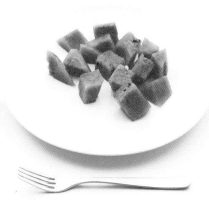

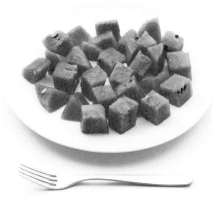

memo
すいかの廃棄率は何パーセント？

本書に記載の「廃棄率」は、ことわりのない限り「日本食品標準成分表」（以下、成分表）に目安として掲載されている廃棄率です。成分表の廃棄率は、10％未満は整数、10％以上になると5の倍数で示されています。つまり、かなりざっくりとした目安といえます。栄養成分値と違って重量は自分で量ることができますし、そのほうが正確です。

たとえば「すいか」の場合、成分表における廃棄率は40％です。しかし同じすいかでもその形や大きさによって廃棄率は異なります。

そこで、撮影に用いたすいかの廃棄率を実測したところ、50％でした。そのため、左記の「すいか 三角」の栄養成分値は、廃棄率50％で算出しました。

自分で計量できるときは、成分表の廃棄率を使うのではなく、実測した廃棄率や口に入る重量を使って栄養計算するほうがよいでしょう。

760g ＝ 小玉 1/2個分

－ ：未測定（日本食品標準成分表）

401g
エネルギー‥‥‥‥‥ 82 kcal
利用可能炭水化物‥ 19.0 g
糖類‥‥‥‥‥‥‥‥‥ －
食物繊維総量‥‥‥‥ 0.6 g
食塩相当量‥‥‥‥‥‥ 0 g

760g
エネルギー‥‥‥‥‥ 156 kcal
利用可能炭水化物‥ 36.1 g
糖類‥‥‥‥‥‥‥‥‥ －
食物繊維総量‥‥‥‥ 1.1 g
食塩相当量‥‥‥‥‥‥ 0 g

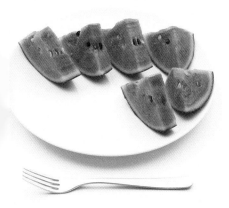

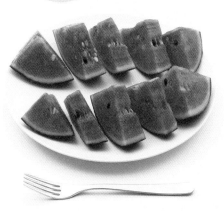

食器の大きさ

← 26cm →

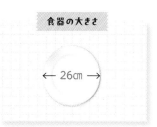

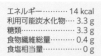 りんご

りんごは品種によって大きさにばらつきがありますが、1個あたりの重量は250〜350 gのものが多いようです。 皮と芯を除くときの廃棄率は15%です。

27g

エネルギー	14 kcal
利用可能炭水化物	3.3 g
糖類	3.3 g
食物繊維総量	0.4 g
食塩相当量	0 g

38g

エネルギー	20 kcal
利用可能炭水化物	4.7 g
糖類	4.7 g
食物繊維総量	0.5 g
食塩相当量	0 g

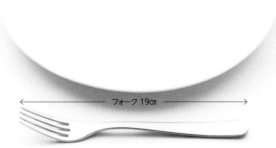

フォーク 19cm

75g

エネルギー	40 kcal
利用可能炭水化物	9.1 g
糖類	9.1 g
食物繊維総量	1.0 g
食塩相当量	0 g

98g

エネルギー	52 kcal
利用可能炭水化物	12.0 g
糖類	12.0 g
食物繊維総量	1.4 g
食塩相当量	0 g

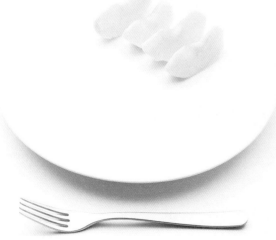

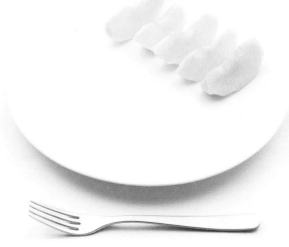

食器の大きさ

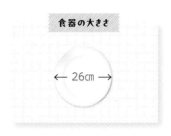

← 26cm →

55g

エネルギー………	29 kcal
利用可能炭水化物…	6.7 g
糖類………………	6.7 g
食物繊維総量………	0.8 g
食塩相当量…………	0 g

調査から **なにからカリウムを多くとっている?**

　日本人215人の14日もしくは28日間の食事記録をもとにして調べたカリウム摂取量に寄与する上位20食品[1]を見てみると、男性では1位が米(ごはん)で2位が牛乳、女性では1位が牛乳で2位が米(ごはん)でした。

　果物に絞ってみると、男性ではバナナが16位、女性ではりんごが14位、僅差でバナナが15位に入っていました。

　栄養指導などではカリウムについて指導するときに果物に注目しがちですが、じつは果物以外の食品のほうが寄与率の順位は上のようです。

1) Sasaki S, et al. J Epidemiol 2003;13:S23-50.

150g = 1/2個分 (300gのりんご)

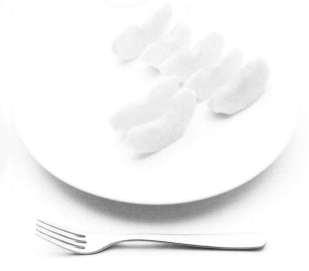

139g

エネルギー………	73 kcal
利用可能炭水化物…	16.9 g
糖類………………	16.9 g
食物繊維総量………	1.9 g
食塩相当量…………	0 g

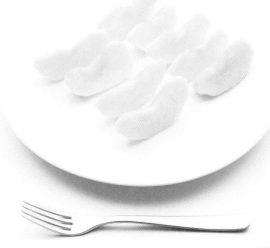

188g

エネルギー………	99 kcal
利用可能炭水化物…	22.9 g
糖類………………	22.9 g
食物繊維総量………	2.6 g
食塩相当量…………	0 g

バナナ

長さが18〜20 cmのバナナで1本200 g程度です[a]。写真は皮を含んだ重量です。廃棄率は40%ですが、バナナの大きさや皮の厚みによっても異なります。

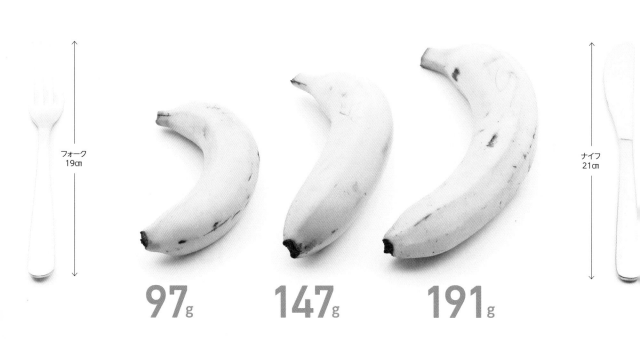

フォーク
19cm

97g　147g　191g

ナイフ
21cm

写真重量別「バナナ」の栄養成分の目安　*廃棄率40%

重量	口に入る重量	エネルギー	利用可能炭水化物	糖類	食物繊維総量	食塩相当量
167 g	**100 g**	93 kcal	21.1 g	15.5 g	1.1 g	0 g
97 g	**58 g**	54 kcal	12.3 g	9.0 g	0.6 g	0 g
147 g	**88 g**	82 kcal	18.6 g	13.7 g	1.0 g	0 g
191 g	**115 g**	107 kcal	24.2 g	17.8 g	1.3 g	0 g

干し柿

下段は市田柿で、上段はあんぽ柿です。 市田柿はしっかり干し上げられているのに対し、
あんぽ柿は半生状態に干されているため、より水分量が多いのが特徴です。

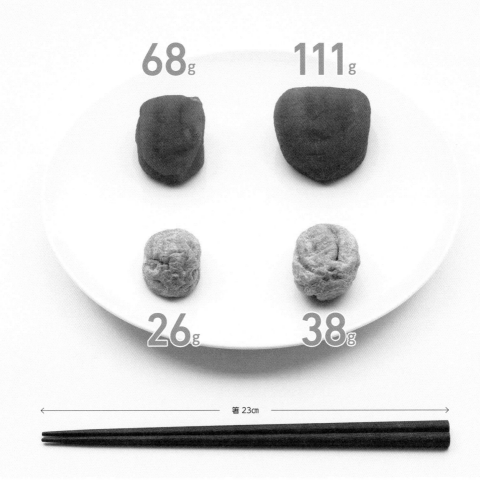

68g　　111g

26g　　38g

箸 23cm

写真重量別「干し柿」の栄養成分の目安 ＊廃棄率8%

　　　　　　　　　　　　　　　　　　　　　　　　　　　－：未測定（日本食品標準成分表）

重量	口に入る重量	エネルギー	利用可能炭水化物	糖類	食物繊維総量	食塩相当量
102 g	**100 g**	274 kcal	58.7 g	-	14.0 g	0 g
26 g	**24 g**	66 kcal	14.0 g	-	3.3 g	0 g
38 g	**35 g**	96 kcal	20.5 g	-	4.9 g	0 g
68 g	**63 g**	171 kcal	36.7 g	-	8.8 g	0 g
111 g	**102 g**	280 kcal	59.9 g	-	14.3 g	0 g

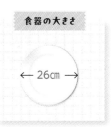

食器の大きさ

← 26cm →

195

ドライフルーツ

写真はブルーベリー、クランベリー、いちじく、レーズンの乾燥果実ですが、栄養成分値は食事調査のデータによく出てきたレーズンの値です。

10g
エネルギー………… 33 kcal
利用可能炭化物… 7.7 g
糖類………………… 6.1 g
食物繊維総量……… 0.4 g
食塩相当量………… 0 g

17g
エネルギー………… 55 kcal
利用可能炭化物… 12.9 g
糖類……………… 10.3 g
食物繊維総量……… 0.7 g
食塩相当量………… 0 g

22g
エネルギー………… 72 kcal
利用可能炭化物… 16.8 g
糖類……………… 13.3 g
食物繊維総量……… 0.9 g
食塩相当量………… 0 g

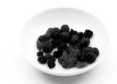

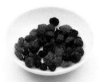

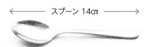

← スプーン 14cm →

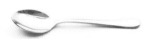

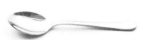

甘納豆

甘納豆は、豆を煮てから、薄い砂糖水から濃い砂糖水に次々とつけ、最後に砂糖をまぶして作ります。 砂糖をまぶさないタイプ（ぬれ甘納豆）もあります。

6.9g
エネルギー………… 20 kcal
利用可能炭化物… 4.6 g
糖類………………… 4.1 g
食物繊維総量……… 0.3 g
食塩相当量………… 0 g

13g
エネルギー………… 38 kcal
利用可能炭化物… 8.8 g
糖類………………… 7.9 g
食物繊維総量……… 0.6 g
食塩相当量………… 0 g

18g
エネルギー………… 52 kcal
利用可能炭化物… 12.1 g
糖類……………… 10.9 g
食物繊維総量……… 0.9 g
食塩相当量………… 0 g

← 箸 23cm →

29g

エネルギー‥‥‥‥ 93 kcal
利用可能炭水化物‥ 21.9 g
糖類‥‥‥‥‥‥‥ 17.4 g
食物繊維総量‥‥‥‥ 1.2 g
食塩相当量‥‥‥‥‥‥ 0 g

49g

エネルギー‥‥‥‥ 159 kcal
利用可能炭水化物‥ 37.2 g
糖類‥‥‥‥‥‥‥ 29.5 g
食物繊維総量‥‥‥‥ 2.0 g
食塩相当量‥‥‥‥‥‥ 0 g

食器の大きさ

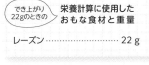

← 11cm →

2.4cm

でき上がり
22gのときの

**栄養計算に使用した
おもな食材と重量**

レーズン ‥‥‥‥‥‥‥‥ 22 g

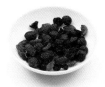

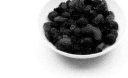

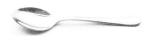

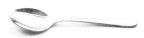

25g

エネルギー‥‥‥‥ 72 kcal
利用可能炭水化物‥ 16.7 g
糖類‥‥‥‥‥‥‥ 15.0 g
食物繊維総量‥‥‥‥ 1.2 g
食塩相当量‥‥‥‥‥‥ 0 g

48g

エネルギー‥‥‥‥ 136 kcal
利用可能炭水化物‥ 31.7 g
糖類‥‥‥‥‥‥‥ 28.6 g
食物繊維総量‥‥‥‥ 2.3 g
食塩相当量‥‥‥‥‥‥ 0 g

食器の大きさ

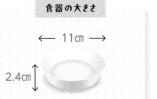

← 11cm →

2.4cm

m e m o
甘納豆と煮豆

同重量あたりで比べると、甘納豆のほう
が砂糖が多く糖質(利用可能炭水化物や
糖類)が多くなります。

	100g あたり	たん ぱく質	脂質	利用可 能炭水 化物	糖類
え ん ど う	甘納豆	3.8 g	0.4 g	68.7 g	62.0 g
	煮豆 (うぐいす豆)	5.6 g	0.7 g	49.1 g	-
い ん げ ん 豆	甘納豆	3.8 g	0.5 g	66.3 g	60.4 g
	煮豆 (うずら豆)	6.7 g	1.3 g	43.2 g	31.6 g

- : 未測定(日本食品標準成分表)

フルーツ缶

栄養成分値は、「パイナップル・りんご・西洋なし：みかん・もも(黄肉種)：さくらんぼ」が「4：3：2」の割合で算出しました。

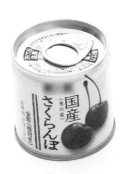

90g

固形量 45 g

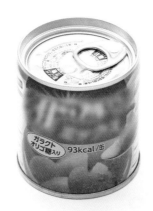

190g

固形量 100 g

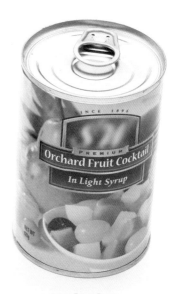

420g

固形量 250 g

重量別「フルーツミックス缶※」の栄養成分の目安

重量	エネルギー	利用可能炭水化物	糖類	食物繊維総量	食塩相当量
45 g	35 kcal	8.1 g	4.9 g	0.4 g	0 g
70 g	54 kcal	12.7 g	7.7 g	0.6 g	0 g
100 g	77 kcal	18.1 g	11.0 g	0.8 g	0 g
130 g	100 kcal	23.5 g	14.2 g	1.0 g	0 g

※シロップ含む

干し芋

干し芋は水分が少なく、同じ重さの蒸し芋に比べてエネルギー量が約2.1倍多いです。
干し具合によっても重量が異なります。

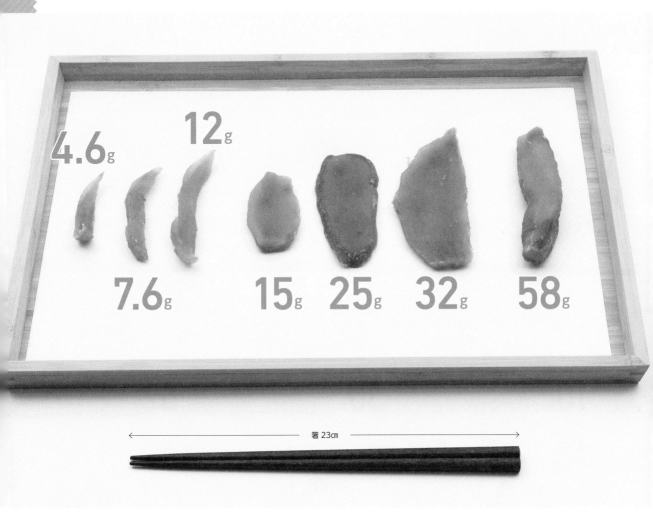

4.6g 12g 7.6g 15g 25g 32g 58g

箸 23cm

重量別「干し芋」の栄養成分の目安

重量	エネルギー	利用可能炭水化物	糖類	食物繊維総量	食塩相当量
5.0 g	14 kcal	3.1 g	2.0 g	0.4 g	0 g
25 g	69 kcal	15.6 g	10.2 g	2.1 g	0 g
60 g	166 kcal	37.5 g	24.4 g	4.9 g	0 g
100 g	277 kcal	62.5 g	40.7 g	8.2 g	0 g

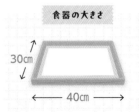

食器の大きさ

30cm

40cm

焼き芋

皮の廃棄率を10%として栄養計算をしました。 生のさつま芋は中くらいの大きさだと1本200 g程度で、大きいものだと300 g程度です[a)]。

21g

エネルギー	29 kcal
利用可能炭水化物	6.6 g
糖類	4.1 g
食物繊維総量	0.9 g
食塩相当量	0 g

46g

エネルギー	63 kcal
利用可能炭水化物	14.3 g
糖類	8.9 g
食物繊維総量	1.9 g
食塩相当量	0 g

67g

エネルギー	90 kcal
利用可能炭水化物	20.6 g
糖類	12.8 g
食物繊維総量	2.7 g
食塩相当量	0 g

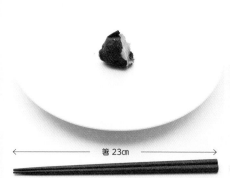
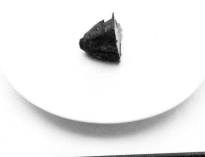
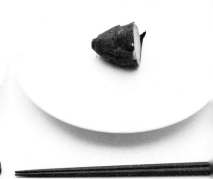

箸 23cm

甘栗

甘栗は栗を焙煎したもので、写真に写っているのはむき甘栗です。写真より、1個の重量は5 g程度であることがわかります。

10g

エネルギー	17 kcal
利用可能炭水化物	3.3 g
糖類	0.5 g
食物繊維総量	0.7 g
食塩相当量	0 g

30g

エネルギー	50 kcal
利用可能炭水化物	9.7 g
糖類	1.4 g
食物繊維総量	2.1 g
食塩相当量	0 g

52g

エネルギー	86 kcal
利用可能炭水化物	16.8 g
糖類	2.4 g
食物繊維総量	3.5 g
食塩相当量	0 g

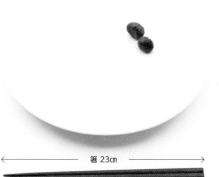
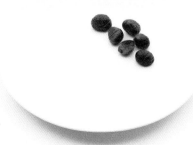
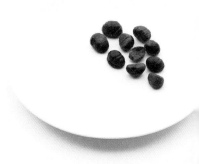

箸 23cm

食器の大きさ

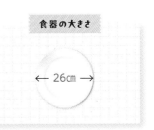

← 26cm →

100g

エネルギー‥‥‥‥ 136 kcal
利用可能炭水化物‥ 30.9 g
糖類‥‥‥‥‥‥‥ 19.1 g
食物繊維総量‥‥‥ 4.0 g
食塩相当量‥‥‥‥‥0 g

216g

エネルギー‥‥‥‥ 294 kcal
利用可能炭水化物‥ 67.0 g
糖類‥‥‥‥‥‥‥ 41.5 g
食物繊維総量‥‥‥ 8.8 g
食塩相当量‥‥‥‥‥0 g

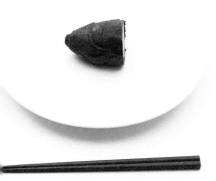

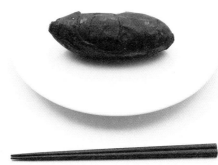

memo
生のさつま芋の重量の目安は？

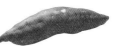

1本 200g （18〜20 cm、直径4〜5 cm）

正味 180g（表層[皮]および両端を除いて）

焼く前は糖類が少なく100 g あたり4.3
g。焼くと多糖類であるでん粉が加熱で
分解されて糖類が増え甘味が増します。

食器の大きさ

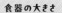

← 26cm →

90g

エネルギー‥‥‥‥ 149 kcal
利用可能炭水化物‥ 28.9 g
糖類‥‥‥‥‥‥‥ 4.1 g
食物繊維総量‥‥‥ 6.1 g
食塩相当量‥‥‥‥‥0 g

270g

エネルギー‥‥‥‥ 447 kcal
利用可能炭水化物‥ 86.9 g
糖類‥‥‥‥‥‥‥ 12.3 g
食物繊維総量‥‥‥ 18.4 g
食塩相当量‥‥‥‥‥0 g

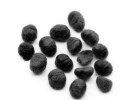

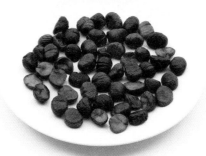

memo
殻つき栗の重量と廃棄率は？

●日本栗

1個 20g 　**正味 14g**

生…30%
　殻(鬼皮)および渋皮(包丁むき)
ゆで…20%
　殻(鬼皮)および渋皮

●中国栗 　**1個 6g** 　**正味 5g**

甘栗…20%
　殻(鬼皮)および渋皮

日本人はおやつの量が少ない？
～日本人の間食の特徴～

　人はどのくらい間食をとっているのでしょうか。**図1** は、日本、西ヨーロッパ諸国およびアメリカ人における、1日あたりの食事（ここではなにかを食べた場面と考えてください）の回数を比べたものです[1)2)3)]。また、**図2** は間食に由来するエネルギーを比べたものです[1)2)3)]。日本人は間食の頻度が少なく、また間食由来のエネルギー摂取量が少ないことが特徴のようです。

　そこで、私たちはHealthy Eating Index-2015という食事の栄養学的質を測る指標を用いて、朝食・昼食・夕食・間食の質を調べる研究をしました[4)]。20～81歳の健康な日本人639人から収集した4日間の食事記録をもとにしたこの研究では、**表** に示すように間食からのエネルギー寄与は11％とそれほど大きくないものの、間食の栄養学的質は朝食・昼食・夕食の栄養学的質に比べて著しく悪いことがわかりました。同じ研究によると、間食に最もよく登場するのは菓子類と甘味飲料ですので、間食の栄養学的質が低いのも納得がいく結果といえます。

　でも、そもそも間食とは何なのでしょうか？じつは、国際的に定まった間食の定義というものは存在しません。ここで紹介した研究では「参加者一人一人が間食とみなしたもの」を間食として解析をしています。同様のことが、朝食、昼食、夕食および食事にもいえます。このように、基本的と思える用語の定義すら一筋縄ではいかないというのは、栄養学の難しさや奥深さを示す好例といえます。一方、栄養学を単純な学問とみなしたり、非科学的であると批判したりする絶好の材料であるとも思えます。

図1 日本、西ヨーロッパ諸国およびアメリカ人における、1日あたりの食事（なにかを食べた場面）の回数

24時間食事思い出し法または食事記録法による。値は平均値。

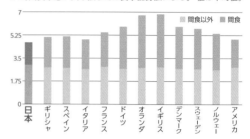

図2 日本、西ヨーロッパ諸国およびアメリカ人における、間食に由来するエネルギー（％）

24時間食事思い出し法または食事記録法による。値は平均値。

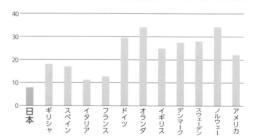

表 食事ごとのエネルギー寄与率と栄養学的質

食事記録法による。値は平均値。

	エネルギー寄与率（％）	栄養学的質[※]
朝食	21	45.0
昼食	32	48.9
夕食	40	53.0
間食	11	34.2
全体	-	52.1

※Healthy Eating Index-2015という指標によるスコア。100点満点でスコアがつけられ、点数が高いほど食事の栄養学的質が高いことを示す。

202　1) Murakami K, et al. Public Health Nutr 2022;25:1515-27.　2) Huseinovic E, et al. Public Health Nutr 2016;19:2769-80.　3) Kant AK. Physiol Behav 2018;193:270-8.
4) Murakami K, Shinozaki N, et al. Public Health Nutr 2022;25:689-701.

Part 11

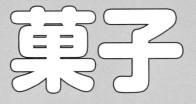

菓子

For example

これらのマフィンの
重量をつかむには…

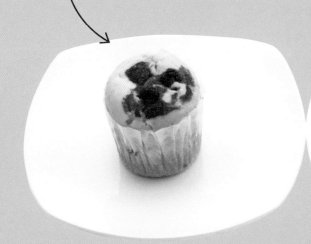

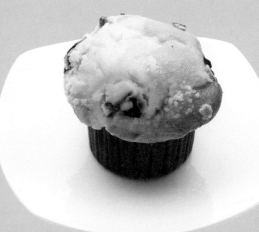

→221ページを

左側のマフィンは、右側のマフィンの約半分の重量です。

フィナンシェ

フィナンシェはベーキングパウダーを使わないレシピが主流です。
ベーキングパウダーを使うのが主流のマドレーヌよりやや重量感があります。

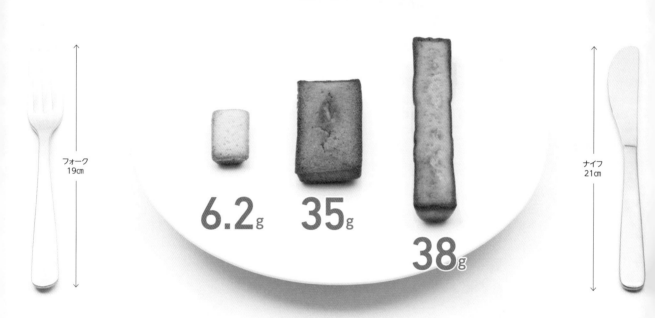

フォーク
19cm

6.2g　　35g　　38g

ナイフ
21cm

重量別「フィナンシェ」の栄養成分の目安

重量	エネルギー	脂質	利用可能炭水化物	糖類	食塩相当量
15 g	63 kcal	3.8 g	7.1 g	4.1 g	0.1 g
35 g	148 kcal	8.9 g	16.6 g	9.6 g	0.2 g
40 g	169 kcal	10.1 g	19.0 g	10.9 g	0.2 g
100 g	422 kcal	25.3 g	47.4 g	27.3 g	0.6 g

食器の大きさ

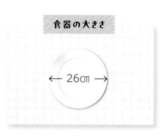

← 26cm →

パイクッキー

小麦粉生地と油脂を交互に何度も折り重ねて焼き上げたお菓子です。
油脂が多いため、同じ重量のクラッカーやビスケットに比べてエネルギーが高いです。

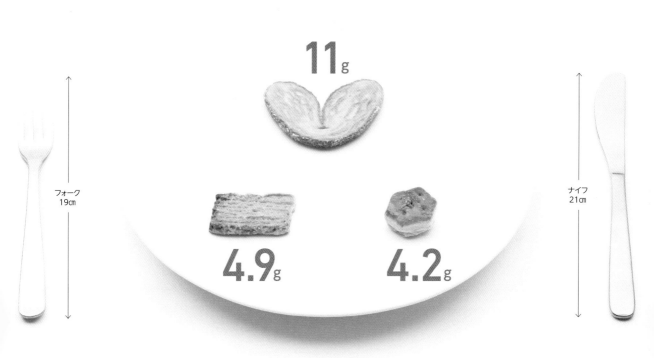

フォーク
19cm

ナイフ
21cm

11g

4.9g

4.2g

重量別「パイクッキー」の栄養成分の目安

重量	エネルギー	脂質	利用可能炭水化物	糖類	食塩相当量
4 g	22 kcal	1.4 g	2.2 g	0.1 g	0 g
5 g	28 kcal	1.8 g	2.7 g	0.2 g	0 g
15 g	84 kcal	5.3 g	8.1 g	0.6 g	0 g
100 g	558 kcal	35.5 g	53.9 g	3.7 g	0.1 g

食器の大きさ

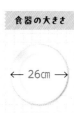

← 26cm →

バウムクーヘン

ドイツ起源の焼き菓子です。
重量把握には直径だけでなく厚みに注目してみましょう。

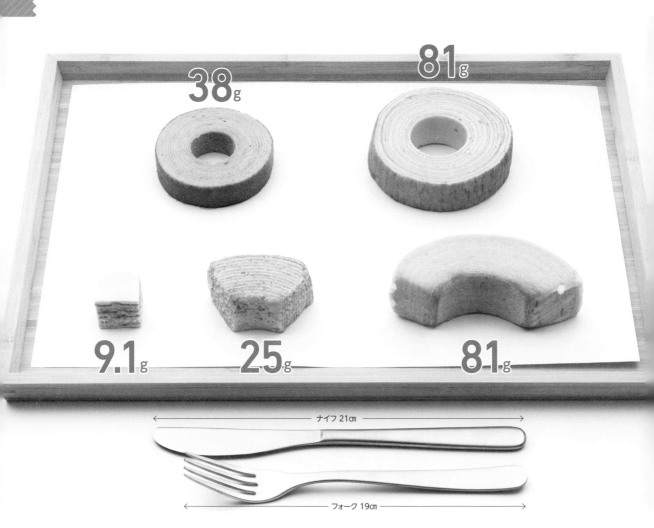

38g

81g

9.1g

25g

81g

ナイフ 21cm

フォーク 19cm

重量別「バウムクーヘン」の栄養成分の目安

重量	エネルギー	脂質	利用可能炭水化物	糖類	食塩相当量
25 g	106 kcal	6.3 g	11.9 g	6.8 g	0.2 g
40 g	169 kcal	10.1 g	19.0 g	10.9 g	0.2 g
80 g	338 kcal	20.2 g	37.9 g	21.8 g	0.5 g
100 g	422 kcal	25.3 g	47.4 g	27.3 g	0.6 g

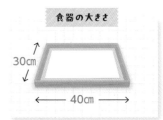

食器の大きさ

30cm

40cm

ブラウニー・ガトーショコラ

油脂や小麦粉などの配合により、同じような大きさでもふわふわして軽いものからどっしりして重いものまで様々です。

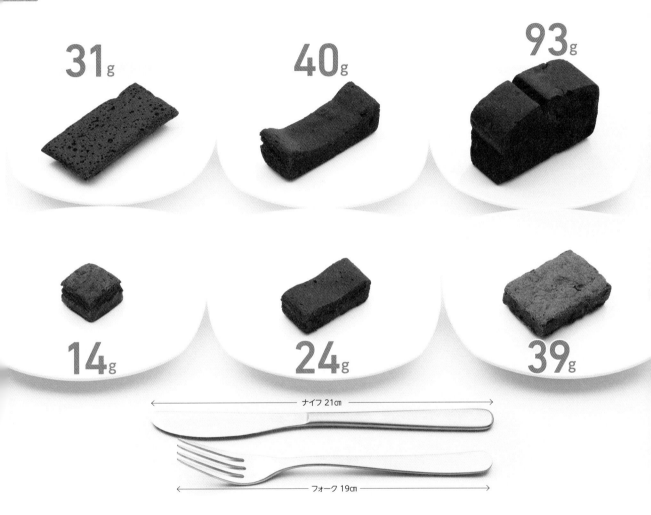

31g　**40g**　**93g**

14g　**24g**　**39g**

ナイフ 21cm

フォーク 19cm

重量別「ブラウニー・ガトーショコラ」の栄養成分の目安

重量	エネルギー	脂質	利用可能炭水化物	糖類	食塩相当量
30 g	127 kcal	7.6 g	14.2 g	8.2 g	0.2 g
45 g	190 kcal	11.4 g	21.3 g	12.3 g	0.3 g
90 g	380 kcal	22.8 g	42.7 g	24.6 g	0.5 g
100 g	422 kcal	25.3 g	47.4 g	27.3 g	0.6 g

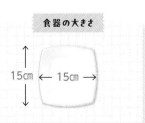

食器の大きさ

15cm　←15cm→

ロールケーキ　生地がしっとりしていて密度が高いものや、クリームが多いものほど重量が重いです[c)]。

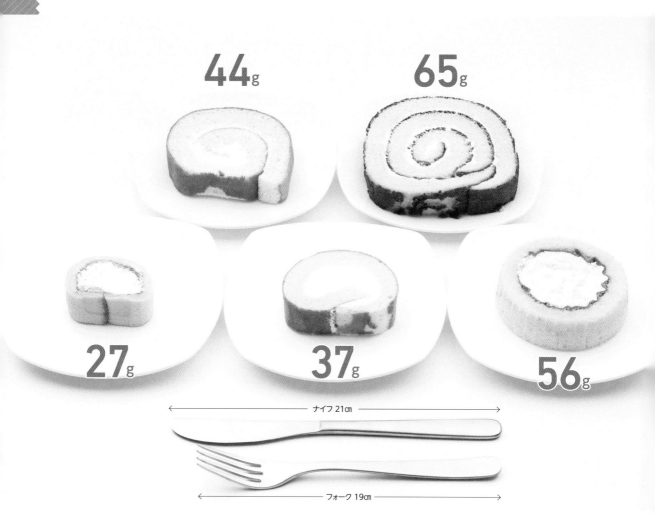

44g

65g

27g

37g

56g

ナイフ 21cm

フォーク 19cm

重量別「ロールケーキ」の栄養成分の目安

重量	エネルギー	脂質	利用可能炭水化物	糖類	食塩相当量
35 g	111 kcal	5.3 g	14.6 g	8.9 g	0.1 g
45 g	143 kcal	6.8 g	18.8 g	11.5 g	0.1 g
65 g	207 kcal	9.9 g	27.1 g	16.6 g	0.1 g
100 g	318 kcal	15.2 g	41.7 g	25.5 g	0.2 g

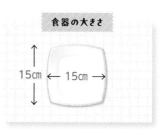

食器の大きさ

15cm ← 15cm →

アップルパイ

りんごのフィリングの量やパイ生地の密度により、
同じような大きさでも重量がかなり異なります。

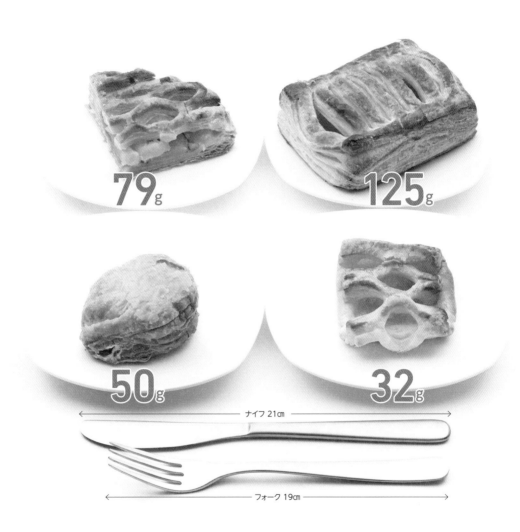

79g

125g

50g

32g

ナイフ 21cm

フォーク 19cm

重量別「アップルパイ」の栄養成分の目安

重量	エネルギー	脂質	利用可能炭水化物	糖類	食塩相当量
30 g	88 kcal	5.3 g	9.9 g	5.7 g	0.1 g
80 g	235 kcal	14.0 g	26.5 g	15.3 g	0.3 g
100 g	294 kcal	17.5 g	33.1 g	19.1 g	0.4 g
125 g	368 kcal	21.9 g	41.4 g	23.9 g	0.5 g

食器の大きさ

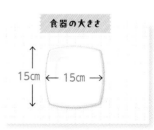

15cm ← 15cm →

ショートケーキ

食品成分表の栄養成分値は、「スポンジケーキ：ホイップクリーム：いちご」が「3：1：1」の割合で算出されています（下記表は食品成分表に基づきます）。

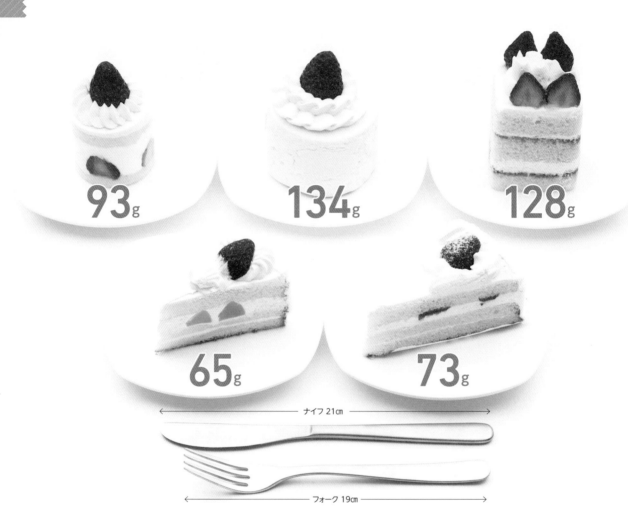

93g

134g

128g

65g

73g

ナイフ 21cm

フォーク 19cm

重量別「（いちごの）ショートケーキ」の栄養成分の目安

－：未測定（日本食品標準成分表）

重量	エネルギー	脂質	利用可能炭水化物	糖類	食塩相当量
75 g	236 kcal	11.0 g	31.1 g	－	0.2 g
80 g	251 kcal	11.8 g	33.2 g	－	0.2 g
90 g	283 kcal	13.2 g	37.4 g	－	0.2 g
100 g	314 kcal	14.7 g	41.5 g	－	0.2 g

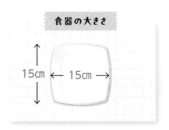

食器の大きさ

15cm ← 15cm →

いちごタルト

食品成分表の「タルト（洋菓子）」はいちごタルトの栄養成分値です。いちごやゼリー、クリーム、スポンジケーキ、タルト生地の割合によって重量は異なります。

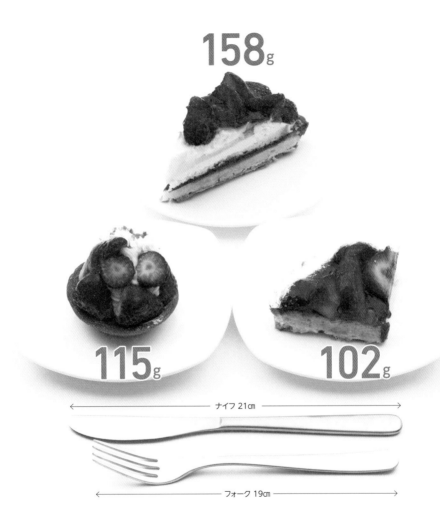

158g

115g

102g

ナイフ 21cm

フォーク 19cm

重量別「いちごタルト」の栄養成分の目安

重量	エネルギー	脂質	利用可能炭水化物	糖類	食塩相当量
100 g	247 kcal	13.5 g	28.9 g	15.2 g	0.2 g
115 g	284 kcal	15.5 g	33.2 g	17.5 g	0.2 g
125 g	309 kcal	16.9 g	36.1 g	19.0 g	0.3 g
160 g	395 kcal	21.6 g	46.2 g	24.3 g	0.3 g

食器の大きさ

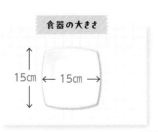

15cm ← 15cm →

チーズケーキ

ふんわりしたベイクドチーズケーキやゼラチンでかためたレアチーズケーキなどがあります。 種類によって密度が異なるため、重量を把握しにくい食品です。

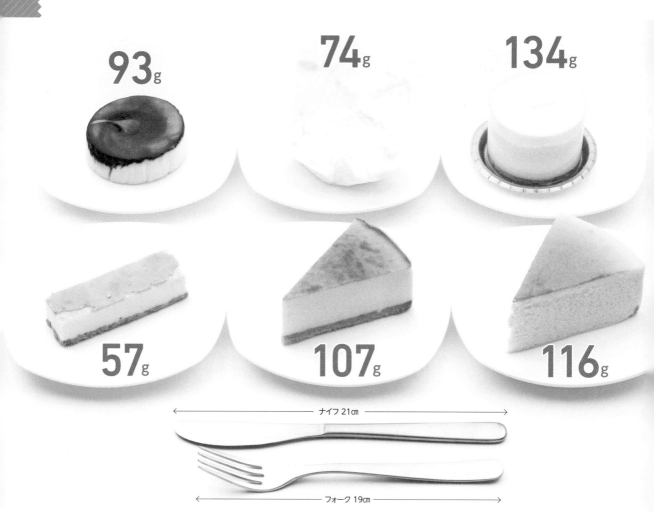

93g

74g

134g

57g

107g

116g

ナイフ 21cm

フォーク 19cm

重量別「チーズケーキ」の栄養成分の目安

重量	エネルギー	脂質	利用可能炭水化物	糖類	食塩相当量
55 g	164 kcal	11.7 g	12.7 g	9.8 g	0.3 g
90 g	269 kcal	19.1 g	20.7 g	16.1 g	0.5 g
100 g	299 kcal	21.2 g	23.0 g	17.9 g	0.5 g
120 g	359 kcal	25.4 g	27.6 g	21.5 g	0.6 g

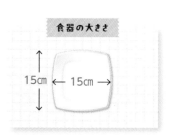

食器の大きさ

15cm ← 15cm →

チーズタルト

小型のタルト型で作ったタルトはタルトレット（フランス語 tartelette）と呼ばれます。
クリームチーズがよく使われます。

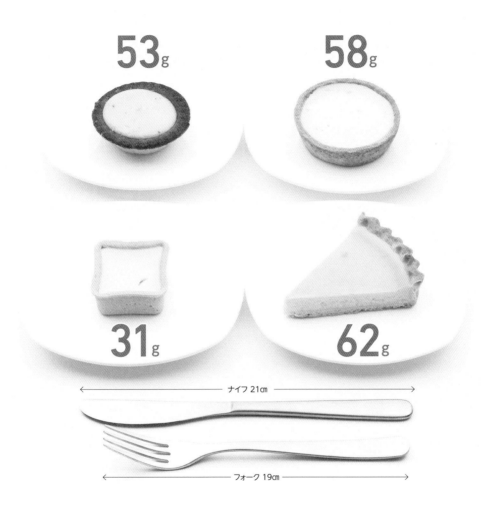

53g

58g

31g

62g

ナイフ 21㎝

フォーク 19㎝

重量別「チーズタルト」の栄養成分の目安

重量	エネルギー	脂質	利用可能炭水化物	糖類	食塩相当量
30 g	90 kcal	6.4 g	6.9 g	5.4 g	0.2 g
55 g	164 kcal	11.7 g	12.7 g	9.8 g	0.3 g
60 g	179 kcal	12.7 g	13.8 g	10.7 g	0.3 g
100 g	299 kcal	21.2 g	23.0 g	17.9 g	0.5 g

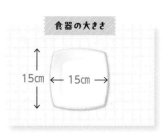

食器の大きさ

15㎝ ← 15㎝

213

チョコレートバー

形状やチョコレートの厚みのほか、チョコレートでコーティングされている食品がなにかによっても重量が異なります。

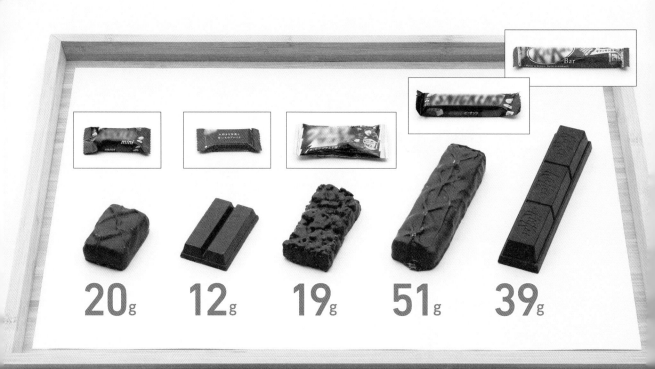

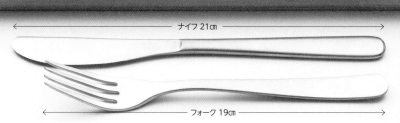

20g **12**g **19**g **51**g **39**g

ナイフ 21cm

フォーク 19cm

重量別「チョコレートバー」の栄養成分の目安

重量	エネルギー	脂質	利用可能炭水化物	糖類	食塩相当量
15 g	73 kcal	3.6 g	9.3 g	6.2 g	0 g
20 g	98 kcal	4.9 g	12.4 g	8.2 g	0.1 g
50 g	244 kcal	12.2 g	31.1 g	20.5 g	0.2 g
100 g	488 kcal	24.3 g	62.2 g	41.0 g	0.3 g

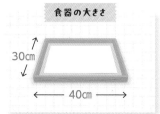

食器の大きさ

30cm

40cm

チョコビスケット

チョコレートのほうがビスケットよりも密度が高いため、
同じ大きさでもチョコの割合が大きいもののほうが重いです[c]。

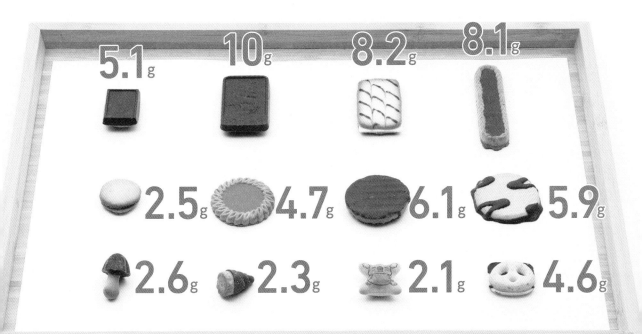

5.1g　10g　8.2g　8.1g

2.5g　4.7g　6.1g　5.9g

2.6g　2.3g　2.1g　4.6g

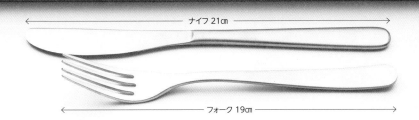

ナイフ 21cm

フォーク 19cm

重量別「チョコビスケット」の栄養成分の目安

重量	エネルギー	脂質	利用可能炭水化物	糖類	食塩相当量
2.5 g	12 kcal	0.6 g	1.6 g	1.0 g	0 g
3.0 g	15 kcal	0.7 g	1.9 g	1.2 g	0 g
7.0 g	34 kcal	1.7 g	4.4 g	2.9 g	0 g
100 g	488 kcal	24.3 g	62.2 g	41.0 g	0.3 g

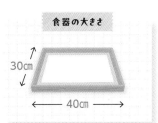

食器の大きさ

30cm
40cm

板チョコ

チョコレートのみでできた板状のチョコレートです。
板チョコ1枚の重量は40〜50 gのものが多いようです。

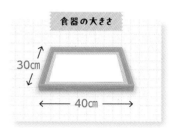

食器の大きさ

30cm

40cm

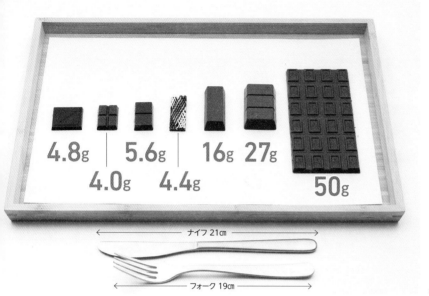

4.8g

4.0g

5.6g

4.4g

16g

27g

50g

ナイフ 21cm

フォーク 19cm

板チョコの栄養成分の目安は右記

チョコレートソフトケーキ

スポンジやマシュマロなどをチョコレートでコーティングした菓子

食事調査では栄養成分が似た果実なしのショートケーキの
栄養成分値で代用して栄養計算をすることもあります。

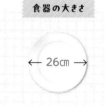

食器の大きさ

26cm

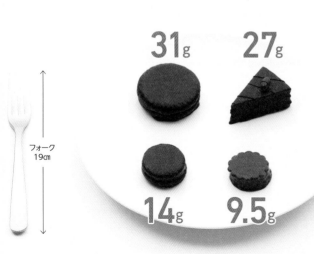

31g

27g

14g

9.5g

フォーク
19cm

ナイフ
21cm

重量別「チョコレートソフトケーキ」の栄養成分の目安

重量	エネルギー	脂質	利用可能炭水化物	糖類	食塩相当量
15 g	48 kcal	2.3 g	6.3 g	3.8 g	0 g
25 g	80 kcal	3.8 g	10.4 g	6.4 g	0.1 g
30 g	95 kcal	4.6 g	12.5 g	7.7 g	0.1 g
100 g	318 kcal	15.2 g	41.7 g	25.5 g	0.2 g

粒チョコ

フィリングの入ったひとくちサイズのチョコレートをボンボン・ショコラと呼びます。
中段の左端と中央のチョコレートは中にヌガー（ソフトキャンディの一種）が入ったタイプのものです。

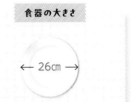

食器の大きさ

← 26cm →

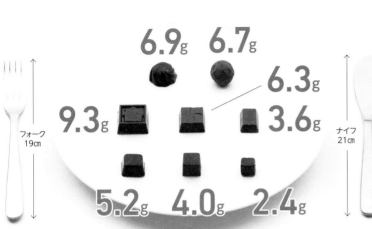

6.9g　6.7g

6.3g

9.3g　3.6g

フォーク
19cm

ナイフ
21cm

5.2g　4.0g　2.4g

重量別「板チョコ、粒チョコ」の栄養成分の目安

重量	エネルギー	脂質	利用可能炭水化物	糖類	食塩相当量
3.0 g	17 kcal	1.0 g	1.7 g	1.7 g	0 g
4.0 g	22 kcal	1.4 g	2.3 g	2.2 g	0 g
5.0 g	28 kcal	1.7 g	2.8 g	2.8 g	0 g
5.5 g	30 kcal	1.9 g	3.1 g	3.0 g	0 g
7.0 g	39 kcal	2.4 g	4.0 g	3.9 g	0 g
9.0 g	50 kcal	3.1 g	5.1 g	5.0 g	0 g
100 g	550 kcal	34.1 g	56.5 g	55.0 g	0.2 g

スティック菓子

種類が豊富で広く市販されているメーカーBのスティック菓子を集めました。
薄い生地のさっくりした食感のものは空気が多く重量が軽めです。

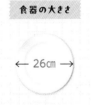

食器の大きさ

← 26cm →

13g　7.0g　16g　10g　7.2g　7.4g

重量別「スティック菓子」の栄養成分の目安

重量	エネルギー	脂質	利用可能炭水化物	糖類	食塩相当量
7.0 g	34 kcal	1.7 g	4.4 g	2.9 g	0 g
15 g	73 kcal	3.6 g	9.3 g	6.2 g	0 g
18 g	88 kcal	4.4 g	11.2 g	7.4 g	0.1 g
100 g	488 kcal	24.3 g	62.2 g	41.0 g	0.3 g

クッキー

クッキーはビスケットのうち、手作り風の外観で、糖分と脂肪分の合計が質量百分比で40%以上のものと定義されています。

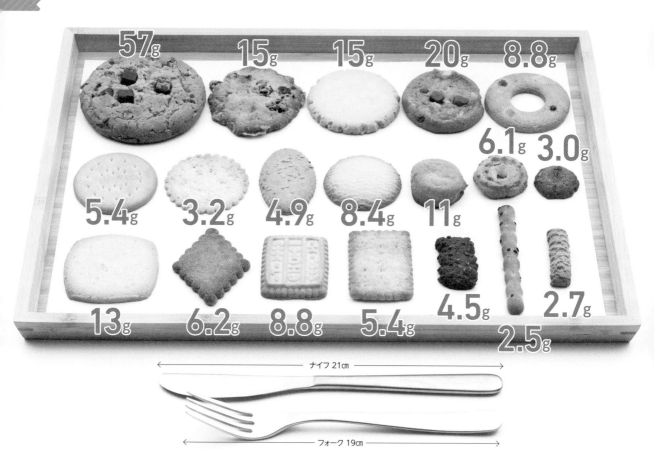

ナイフ 21cm

フォーク 19cm

memo
クッキーはビスケット⁉

　食品成分表では、「『ビスケット』は『ハードビスケット』と『ソフトビスケット』に区分され、『ソフトビスケット』は一般にはクッキーと呼ばれている」と記載があります。右ページの栄養成分の目安の表は、「ソフトビスケット」の栄養成分値から算出したものですが、上の写真の真ん中の段左端5.4 gのものと左から2番目の3.2 gのものは「ハードビスケット」です。

ハードビスケットの栄養成分

重量	エネルギー	脂質	利用可能炭水化物	糖類	食塩相当量
100 g	422 kcal	10.0 g	77.8 g	20.7 g	0.8 g

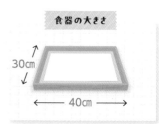

食器の大きさ

30cm

40cm

サンドクッキー

2枚のビスケットの間にクリームやジャムなどを挟んだものです。
大きさだけでなく、フィリングの種類や量によっても重量が異なります。

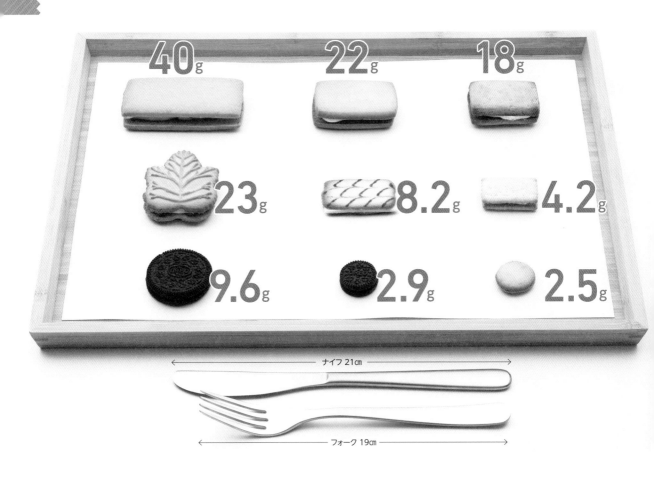

40g　22g　18g

23g　8.2g　4.2g

9.6g　2.9g　2.5g

ナイフ 21cm

フォーク 19cm

重量別「クッキー」の栄養成分の目安

重量	エネルギー	脂質	利用可能炭水化物	糖類	食塩相当量
3.0 g	15 kcal	0.8 g	2.0 g	0.7 g	0 g
4.0 g	20 kcal	1.1 g	2.7 g	0.9 g	0 g
5.0 g	26 kcal	1.4 g	3.4 g	1.1 g	0 g
9.0 g	46 kcal	2.5 g	6.0 g	2.0 g	0.1 g
15 g	77 kcal	4.1 g	10.1 g	3.3 g	0.1 g
20 g	102 kcal	5.5 g	13.4 g	4.3 g	0.1 g
100 g	512 kcal	27.6 g	67.0 g	21.7 g	0.6 g

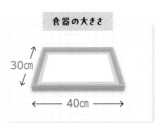

食器の大きさ

30cm

40cm

クラッカー

小麦粉生地を発酵させた焼き菓子。 長時間発酵させるソーダクラッカーと、
短時間発酵させて植物性油脂を吹きかけて作るオイルスプレークラッカーがあります。

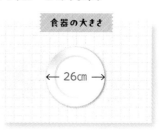

食器の大きさ

← 26cm →

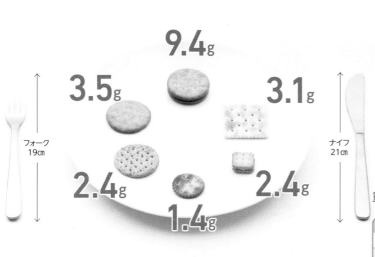

9.4g
3.5g
3.1g
2.4g
1.4g
2.4g

フォーク
19cm

ナイフ
21cm

重量別「クラッカー」の栄養成分の目安

－ ： 未測定（日本食品標準成分表）

重量	エネルギー	脂質	利用可能炭水化物	糖類	食塩相当量
1.5 g	7 kcal	0.3 g	1.0 g	-	0 g
3.0 g	14 kcal	0.7 g	1.9 g	-	0 g
3.5 g	17 kcal	0.8 g	2.2 g	-	0.1 g
100 g	481 kcal	22.5 g	64.1 g	-	1.5 g

メロンパン

生地に脂質や糖質(利用可能炭水化物や糖類)を特に多く含んでおり、菓子パン類の中でも
揚げパンと同じくらい重量あたりのエネルギーが高いパンです。

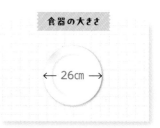

食器の大きさ

← 26cm →

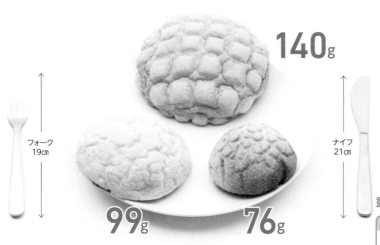

140g
99g
76g

フォーク
19cm

ナイフ
21cm

重量別「メロンパン」の栄養成分の目安

重量	エネルギー	脂質	利用可能炭水化物	糖類	食塩相当量
75 g	262 kcal	7.9 g	42.2 g	15.5 g	0.4 g
90 g	314 kcal	9.5 g	50.6 g	18.6 g	0.5 g
100 g	349 kcal	10.5 g	56.2 g	20.7 g	0.5 g
140 g	489 kcal	14.7 g	78.7 g	29.0 g	0.7 g

ドーナッツ

ふわふわした食感のパン生地のイーストドーナッツ(たとえば下段右)は、
ずっしりした菓子生地のケーキドーナッツ(たとえば上段中央)より、同じ大きさでも軽いです。

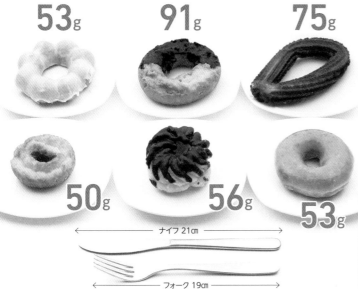

53g **91**g **75**g

50g **56**g **53**g

ナイフ 21cm
フォーク 19cm

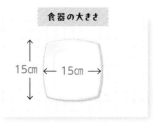

食器の大きさ

15cm ← 15cm →

重量別「ドーナッツ」の栄養成分の目安

－：未測定（日本食品標準成分表）

重量	エネルギー	脂質	利用可能炭水化物	糖類	食塩相当量
55 g	208 kcal	11.1 g	24.2 g	-	0.4 g
75 g	284 kcal	15.2 g	33.0 g	-	0.6 g
90 g	341 kcal	18.2 g	39.6 g	-	0.7 g
100 g	379 kcal	20.2 g	44.0 g	-	0.8 g

マフィン

マフィンにはパン状のイングリッシュマフィンもありますが、
調査で多く出てくるマフィンはアメリカンマフィンと呼ばれるカップケーキのほうでした。

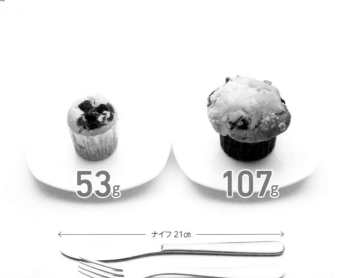

53g **107**g

ナイフ 21cm
フォーク 19cm

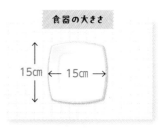

食器の大きさ

15cm ← 15cm →

重量別「マフィン」の栄養成分の目安

重量	エネルギー	脂質	利用可能炭水化物	糖類	食塩相当量
25 g	106 kcal	6.3 g	11.9 g	6.8 g	0.2 g
50 g	211 kcal	12.7 g	23.7 g	13.7 g	0.3 g
75 g	317 kcal	19.0 g	35.6 g	20.5 g	0.5 g
100 g	422 kcal	25.3 g	47.4 g	27.3 g	0.6 g

せんべい

栄養成分は食品成分表の「しょうゆせんべい」をもとにしています。
同じ重量でも、揚げているものはよりエネルギーが高くなります。

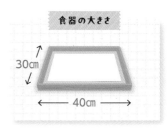

食器の大きさ

30cm
40cm

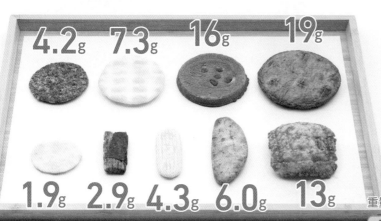

4.2g　7.3g　16g　19g

1.9g　2.9g　4.3g　6.0g　13g

箸23cm

重量別「せんべい」の栄養成分の目安

重量	エネルギー	脂質	利用可能炭水化物	糖類	食塩相当量
4 g	15 kcal	0 g	3.2 g	0 g	0.1 g
6 g	22 kcal	0.1 g	4.8 g	0 g	0.1 g
7 g	26 kcal	0.1 g	5.6 g	0 g	0.1 g
100 g	368 kcal	1.0 g	80.4 g	0.2 g	1.3 g

どら焼き

2枚の皮を合わせた形が銅鑼に似ていることからどら焼きの名前がついたそうです。
食品成分表では、皮とあんこの割合は、5対4とされています。

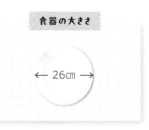

食器の大きさ

26cm

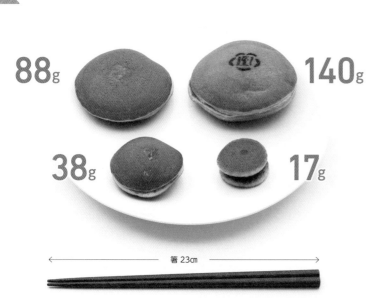

88g　140g

38g　17g

箸23cm

重量別「どら焼き」の栄養成分の目安

重量	エネルギー	脂質	利用可能炭水化物	糖類	食塩相当量
15 g	44 kcal	0.5 g	9.0 g	6.7 g	0.1 g
40 g	117 kcal	1.3 g	24.0 g	17.8 g	0.2 g
100 g	292 kcal	3.2 g	59.9 g	44.5 g	0.4 g
150 g	438 kcal	4.8 g	89.9 g	66.8 g	0.6 g

まんじゅう

あんこの分量が多いほど重量が大きいです。
こしあんよりもつぶしあんのほうが食物繊維を多く含んでいます。

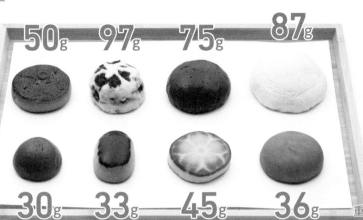

食器の大きさ

30cm 40cm

箸 23cm

重量別「まんじゅう」の栄養成分の目安

重量	エネルギー	脂質	利用可能炭水化物	糖類	食塩相当量
30 g	76 kcal	0.2 g	17.3 g	10.8 g	0.1 g
35 g	89 kcal	0.2 g	20.1 g	12.6 g	0.1 g
45 g	114 kcal	0.2 g	25.9 g	16.2 g	0.1 g
100 g	254 kcal	0.5 g	57.5 g	36.0 g	0.2 g

草餅

草餅の起こりは中国で、日本に伝わったのは9世紀頃といわれています。
18 gのものはひとくちサイズとして売られていたものです。

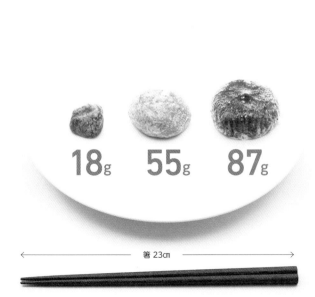

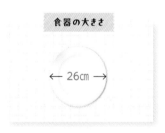

食器の大きさ

26cm

箸 23cm

重量別「草餅」の栄養成分の目安

重量	エネルギー	脂質	利用可能炭水化物	糖類	食塩相当量
20 g	45 kcal	0.1 g	10.1 g	4.5 g	0 g
55 g	123 kcal	0.2 g	27.7 g	12.3 g	0 g
90 g	202 kcal	0.4 g	45.4 g	20.2 g	0 g
100 g	224 kcal	0.4 g	50.4 g	22.4 g	0 g

ポテトチップス

ポテトチップスは盛ったときに空間が大きくなるため、重量のわりにかさが出ます。
下の芋けんぴと比べてみるとよくわかります。

8.1g	エネルギー……… 44 kcal 脂質……………… 2.9 g 利用可能炭水化物… 4.2 g 糖類……………… − 食塩相当量……… 0.1 g

19g	エネルギー……… 101 kcal 脂質……………… 6.5 g 利用可能炭水化物… 9.6 g 糖類……………… − 食塩相当量……… 0.2 g

28g	エネルギー……… 154 kcal 脂質……………… 10.0 g 利用可能炭水化物… 14.7 g 糖類……………… − 食塩相当量……… 0.3 g

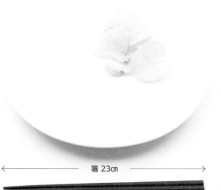
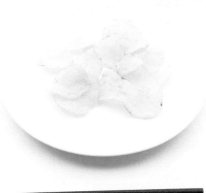
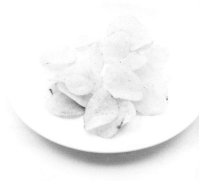

箸 23cm

芋けんぴ

短冊状のさつま芋を二度揚げしたのち、蜜をかけたものです。
食品成分表では「芋かりんとう」の名称で掲載されています。

12g	エネルギー……… 55 kcal 脂質……………… 2.5 g 利用可能炭水化物… 8.3 g 糖類……………… 5.9 g 食塩相当量……… 0 g

19g	エネルギー……… 90 kcal 脂質……………… 4.0 g 利用可能炭水化物… 13.4 g 糖類……………… 9.5 g 食塩相当量……… 0 g

25g	エネルギー……… 114 kcal 脂質……………… 5.0 g 利用可能炭水化物… 17.0 g 糖類……………… 12.1 g 食塩相当量……… 0 g

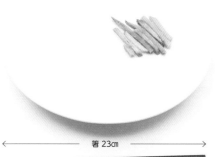
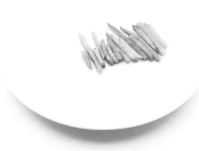
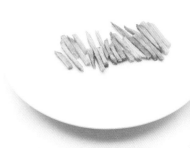

箸 23cm

－：未測定（日本食品標準成分表）

43g

エネルギー	234 kcal
脂質	15.2 g
利用可能炭水化物	22.4 g
糖類	－
食塩相当量	0.4 g

100g

エネルギー	541 kcal
脂質	35.2 g
利用可能炭水化物	51.8 g
糖類	－
食塩相当量	1.0 g

食器の大きさ

← 26cm →

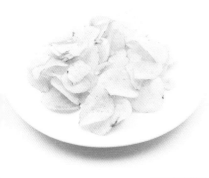
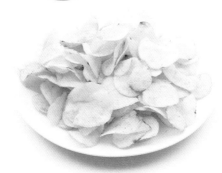

調査から

日本人のショ糖摂取源は…

　甘いもののイメージが強い菓子ですが、菓子には塩辛いものもあります。砂糖の主成分であるショ糖は、実際には菓子からどのくらいとられているでしょうか。

　2013年に20〜69歳の日本人男女392人を対象とした4日の間食事記録をもとにした解析[1]によると、1日あたりのショ糖摂取量の平均値は男性で31.5 g、女性で34.0 gでした。ショ糖のおもな供給源は菓子類（26.2 %）と砂糖・ジャム類（24.0 %）で、これらだけで全体の半分を占めることになります。

　菓子類の食塩への寄与（p.184参照）はせいぜい2%ほどなので、菓子類を食べるときに注意したいのはやはりショ糖ということになりそうです。ちなみに、ショ糖摂取量への果物類の寄与は菓子類の半分以下です（11.2 %）。

1) Fujiwara A, Murakami K, et al. Nutrients 2018;10: 1474.

31g

エネルギー	145 kcal
脂質	6.4 g
利用可能炭水化物	21.6 g
糖類	15.4 g
食塩相当量	0 g

50g

エネルギー	232 kcal
脂質	10.3 g
利用可能炭水化物	34.7 g
糖類	24.7 g
食塩相当量	0 g

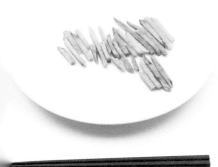
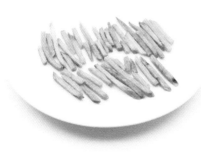

食器の大きさ

← 26cm →

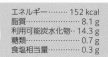

柿の種

小さな個包装のものが1袋30gです。
写真のメーカーKの柿の種とピーナッツの比率は7対3です。

10g
エネルギー········ 51 kcal
脂質···················· 2.7 g
利用可能炭水化物···· 4.8 g
糖類···················· 0.2 g
食塩相当量············ 0.1 g

21g
エネルギー········ 105 kcal
脂質···················· 5.6 g
利用可能炭水化物···· 9.9 g
糖類···················· 0.5 g
食塩相当量············ 0.2 g

30g
エネルギー········ 152 kcal
脂質···················· 8.1 g
利用可能炭水化物···· 14.3 g
糖類···················· 0.7 g
食塩相当量············ 0.3 g

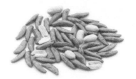
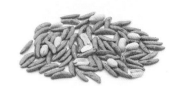

箸 23cm

ミックスナッツ

5粒あたりの重量の目安は、アーモンドで6g、カシューナッツで8g、
くるみで30g、ピーナッツで5g程度です[a]。

8.9g
エネルギー········ 58 kcal
脂質···················· 5.1 g
利用可能炭水化物···· 1.0 g
糖類···················· 0.4 g
食塩相当量············ 0 g

20g
エネルギー········ 131 kcal
脂質···················· 11.5 g
利用可能炭水化物···· 2.3 g
糖類···················· 0.9 g
食塩相当量············ 0 g

30g
エネルギー········ 194 kcal
脂質···················· 17.0 g
利用可能炭水化物···· 3.5 g
糖類···················· 1.3 g
食塩相当量············ 0.1 g

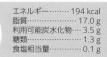

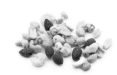

箸 23cm

食器の大きさ

← 26cm →

43g

エネルギー	219 kcal
脂質	11.7 g
利用可能炭水化物	20.7 g
糖類	1.0 g
食塩相当量	0.4 g

90g

エネルギー	455 kcal
脂質	24.4 g
利用可能炭水化物	43.0 g
糖類	2.0 g
食塩相当量	0.9 g

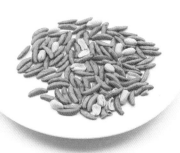

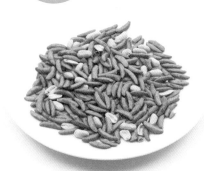

調査から

ナッツは食べても太らない？

ナッツは、水分が少ない一方で脂質やたんぱく質を多く含むため、重量あたりのエネルギー含有量(エネルギー密度)が大きい食品です。実際にナッツのエネルギー密度は、チョコレートやスナック菓子よりも大きいほどです。

でも、これまでの研究では、どうもナッツを食べると太るとは限らないようです[1]。そのメカニズムとしては、①食物繊維や植物性たんぱく質が満腹感を高める、②不飽和脂肪酸が基礎代謝や食事誘発性熱産生を高める、③完全に咀嚼されないことにより、脂質の吸収を妨げる、などが考えられます[2]。

ただし、大量(たとえば100 g/日)のナッツを習慣的かつ長期的に食べたときになにが起こるかについてのエビデンスはほとんどないので、食べすぎには注意したいところです。

1) Flores-Mateo G, et al. Am J Clin Nutr 2013;97:1346-55.
2) Bes-Rastrollo M, et al. Am J Clin Nutr 2009;89:1913-9.

45g

エネルギー	289 kcal
脂質	25.4 g
利用可能炭水化物	5.2 g
糖類	1.9 g
食塩相当量	0.1 g

100g

エネルギー	647 kcal
脂質	56.8 g
利用可能炭水化物	11.6 g
糖類	4.2 g
食塩相当量	0.2 g

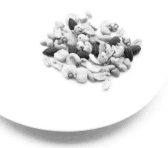

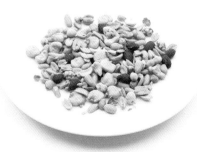

食器の大きさ

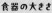
← 26cm →

食品成分表に載っている洋菓子は少ない
～本書における菓子類の選定方法～

本章では菓子類を扱っていますが、洋菓子に偏っていて和菓子があまりとり上げられていないように感じられた方もいるのではないでしょうか？

理由はおもに二つあります。1つめの理由は、本書に掲載された食品を選ぶために用いられた食事記録のデータ収集および加工のプロセスにあります。食事記録では、参加者の方に食べたものを一つ一つ記録してもらうわけですが、最終的には、日本食品標準成分表(以下、食品成分表)をもとにして、一つ一つの食品に食品番号を付与します。食品成分表の菓子類の項に収載されている食品類ごとの食品数を示したのが **表** です。たとえば、「もなか」などの「和生菓子・和半生菓子類」および「しょうゆせんべい」などの「和干菓子類」といった、いわゆる和菓子は合計すると72食品ありますが、「ケーキ・ペストリー類」、「デザート菓子類」、「ビスケット類」および「チョコレート類」などの、いわゆる洋菓子は合計で38食品しかありません。

つまり、いわゆる和菓子が洋菓子よりも圧倒的に多いのです。このため、食事記録データ上には、かなり細かく多様な和菓子の食品番号が登場する一方、洋菓子はかなり大雑把にくくられた食品番号で登場することになります。本書に登場する食品(類)は、食事記録のデータ上で多く登場した食品番号から選ばれているので、結果として洋菓子のほうが和菓子より多く選ばれたということになるようです。

2つめの理由は、データを解析していく中で、「和菓子の形や1回摂取量はある程度安定している一方、洋菓子の形や1回摂取量にはかなりのばらつきがある」と気づいたためです。たとえば、特大プリンや特大ホットケーキはたまに登場しますが、特大せんべいや特大大福というのはほとんど出てきませんでした。つまり、食事調査において個々の食品の量を推定する際に、より難しいのは(写真が必要とされるのは)、和菓子よりも洋菓子であろうといえるわけです。いずれにしても、食品の選定は、筆者らの主観や想像ではなく、データに基づいて進められました。和菓子の写真がもっと必要かどうかは今後の研究で明らかになっていくことでしょう。

表 日本食品標準成分表2020年版(八訂)の菓子類の項に登場する食品類

食品類	食品例	食品数
和生菓子・和半生菓子類	今川焼、カステラ、どら焼、もなか、練りようかん	44
和干菓子類	かりんとう・黒、しょうゆせんべい、八つ橋	28
菓子パン類	ジャムパン、メロンパン	12
ケーキ・ペストリー類	シュークリーム、タルト(洋菓子)、ホットケーキ	16
デザート菓子類	カスタードプリン	7
ビスケット類	ウエハース、サブレ、ソフトビスケット	11
スナック類	ポテトチップス	4
キャンデー類	キャラメル、マシュマロ	9
チョコレート類	アーモンドチョコレート、ミルクチョコレート	4
果実菓子類	マロングラッセ	1
チューインガム類	板ガム、糖衣ガム	3
その他	しるこ・こしあん	3

Part 12

飲料容器

For example

この濃いラインのそれぞれの

重量をつかむには…

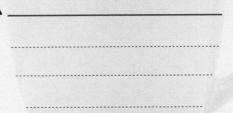

→231ページを ☑

コンビニカフェのレギュラーサイズのコーヒーは150mL程度です。

マグカップ・ティーカップ

カップの大きさや厚みにより、容量が異なります。
いつも使うカップの満タンの容量を量っておくと、飲んだ量が把握しやすくなります。

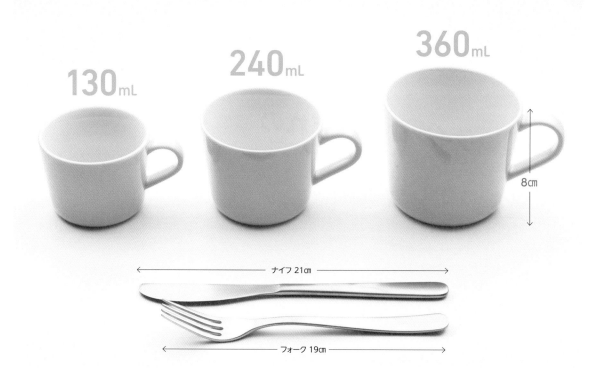

130mL

240mL

360mL

8cm

ナイフ 21cm

フォーク 19cm

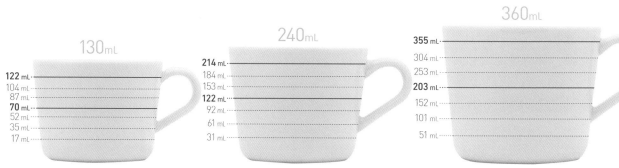

130mL

122 mL
104 mL
87 mL
70 mL
52 mL
35 mL
17 mL

240mL

214 mL
184 mL
153 mL
122 mL
92 mL
61 mL
31 mL

360mL

355 mL
304 mL
253 mL
203 mL
152 mL
101 mL
51 mL

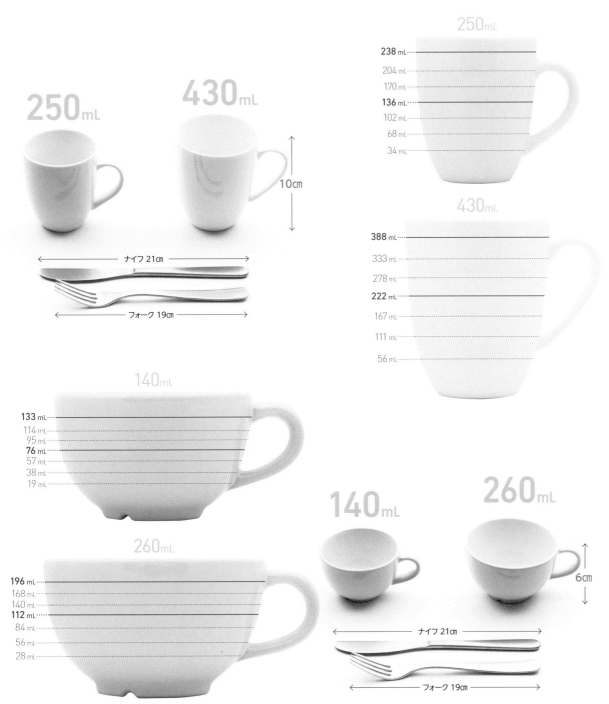

250mL

430mL

10cm

ナイフ 21cm

フォーク 19cm

250mL

238 mL
204 mL
170 mL
136 mL
102 mL
68 mL
34 mL

430mL

388 mL
333 mL
278 mL
222 mL
167 mL
111 mL
56 mL

140mL

133 mL
114 mL
95 mL
76 mL
57 mL
38 mL
19 mL

260mL

196 mL
168 mL
140 mL
112 mL
84 mL
56 mL
28 mL

140mL

260mL

6cm

ナイフ 21cm

フォーク 19cm

背の高いグラス

ピルスナーグラスやスタウトグラスなどのビール用のグラスを集めました。ビール1杯の目安は大ジョッキで800 mL、中ジョッキで500 mL、小ジョッキで300 mLです[a]。

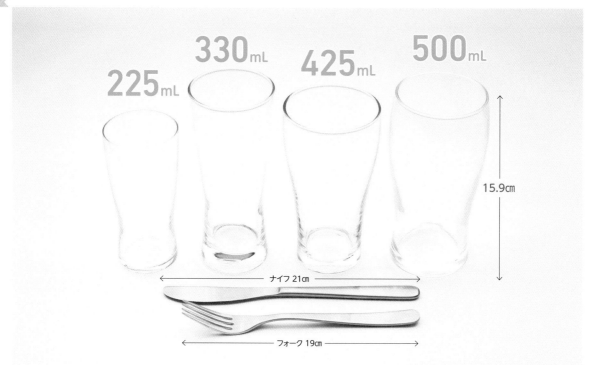

225mL　330mL　425mL　500mL

15.9cm

ナイフ 21cm

フォーク 19cm

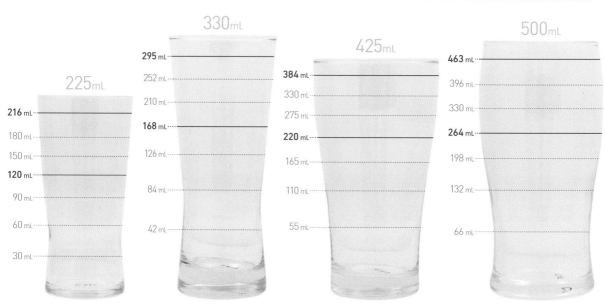

225mL

216 mL
180 mL
150 mL
120 mL
90 mL
60 mL
30 mL

330mL

295 mL
252 mL
210 mL
168 mL
126 mL
84 mL
42 mL

425mL

384 mL
330 mL
275 mL
220 mL
165 mL
110 mL
55 mL

500mL

463 mL
396 mL
330 mL
264 mL
198 mL
132 mL
66 mL

背の低いグラス

上に向かって開いている形状のグラスの場合、下部の容量が小さいため、グラスの高さの半分での容量は、満タンの容量の半分とは限りません。

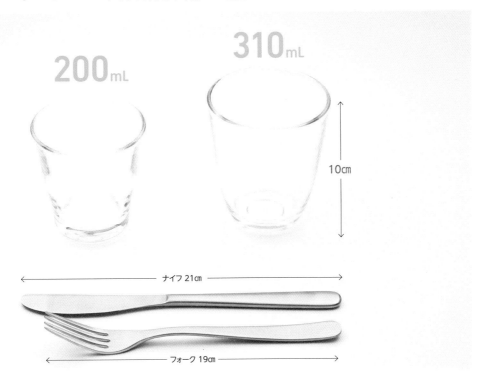

200mL

310mL

10cm

ナイフ 21cm

フォーク 19cm

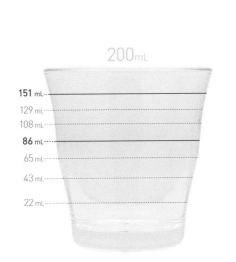

200mL

151 mL
129 mL
108 mL
86 mL
65 mL
43 mL
22 mL

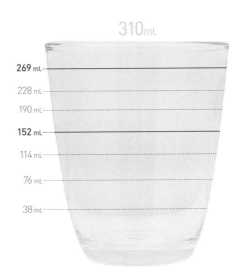

310mL

269 mL
228 mL
190 mL
152 mL
114 mL
76 mL
38 mL

マグカップよりも容量の幅は狭く、満タンで200 mL前後のものが多いようです。

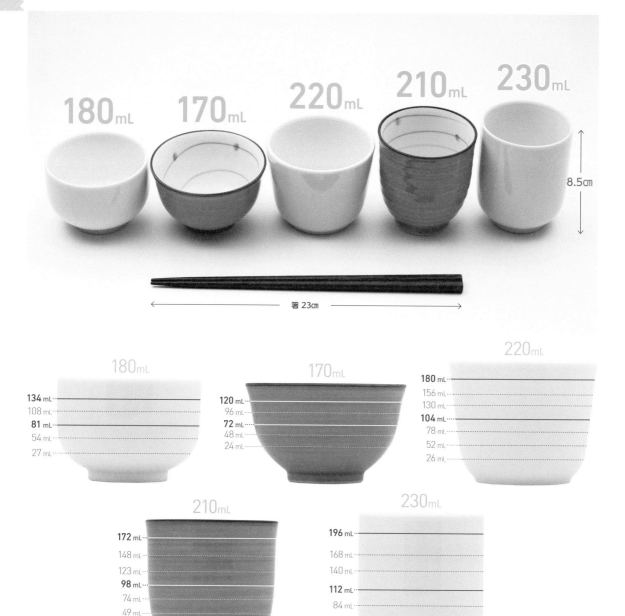

紙パック飲料

市販の飲料は重量も成分も表示があるので確認するとよいでしょう。
栄養成分は1パックあたりではなく重量あたりで書かれていることも多いので注意。

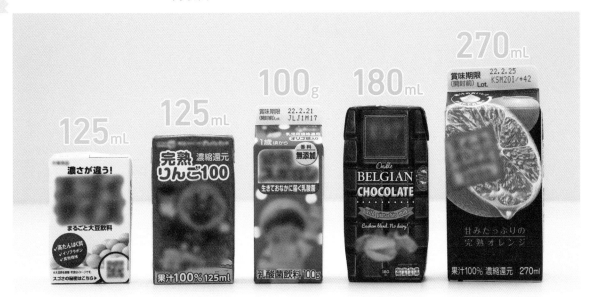

ペットボトル飲料

ペットボトルは通気性があり、わずかずつですが中の水分が蒸発します。
賞味期限が切れるほどに長期保存すれば重量が減っているかもしれません。

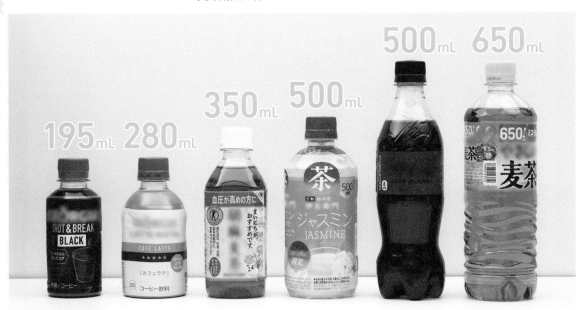

焼酎グラス

焼酎は製法により連続式蒸留焼酎と単式蒸留焼酎に区分され、
市販製品のそれぞれのアルコール度数(容量%)は35度と25度程度です。

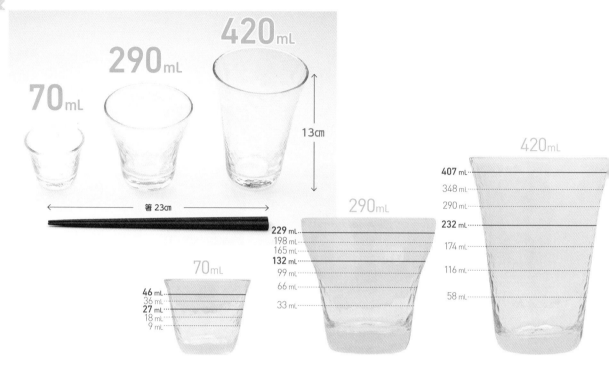

420mL

290mL

70mL

13cm

箸 23cm

420mL
407 mL
348 mL
290 mL
232 mL
174 mL
116 mL
58 mL

290mL
229 mL
198 mL
165 mL
132 mL
99 mL
66 mL
33 mL

70mL
46 mL
36 mL
27 mL
18 mL
9 mL

おちょこ・とっくり

日本酒も焼酎も1合が180 mL、1升が1800 mL(=10合)です。
スーパーなどでは一升びんや四合びんでよく売られています。

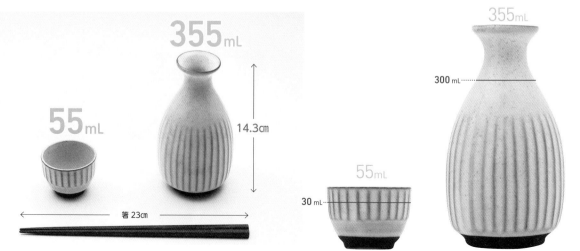

355mL

55mL

14.3cm

箸 23cm

355mL

300 mL

55mL

30 mL

236

ワイングラス

ワインのフルボトルは1本750 mLです。
グラス1杯はだいたい120 mL程度と覚えておきましょう。

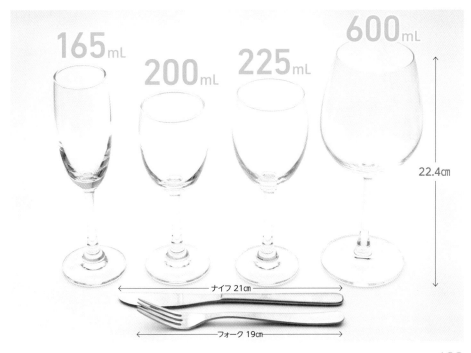

165mL
200mL
225mL
600mL

22.4cm

ナイフ 21cm
フォーク 19cm

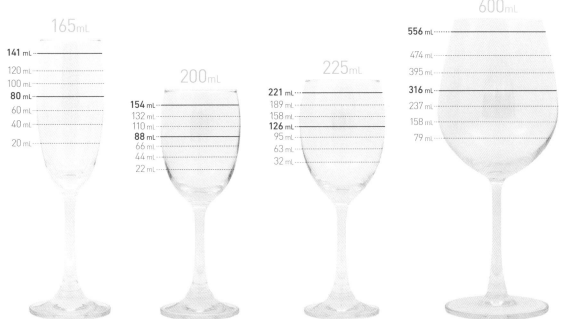

165mL

141 mL
120 mL
100 mL
80 mL
60 mL
40 mL
20 mL

200mL

154 mL
132 mL
110 mL
88 mL
66 mL
44 mL
22 mL

225mL

221 mL
189 mL
158 mL
126 mL
95 mL
63 mL
32 mL

600mL

556 mL
474 mL
395 mL
316 mL
237 mL
158 mL
79 mL

日本酒・焼酎

カップの太さや高さにより容量は様々ですが、
標準的なサイズで200 mL前後と覚えておくとよいでしょう。

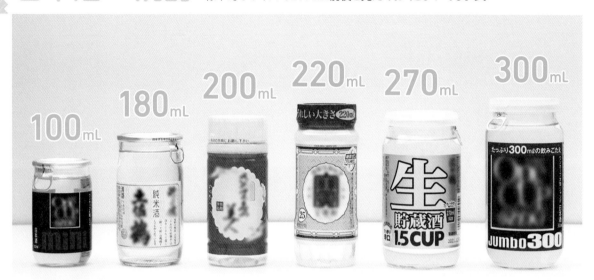

100mL　180mL　200mL　220mL　270mL　300mL

お茶、ジュース、嗜好飲料類の100 mLあたりの重量と栄養成分一覧　－：未測定（日本食品標準成分表）

アルコール飲料類

食品名	重量	エネルギー	利用可能炭水化物	糖類	アルコール
清酒 普通酒	99.9 g	107 kcal	5.0 g	2.5 g	12.3 g
清酒 純米酒	99.8 g	102 kcal	3.7 g	2.3 g	12.3 g
清酒 本醸造酒	99.8 g	106 kcal	4.6 g	2.6 g	12.3 g
清酒 吟醸酒	99.7 g	103 kcal	3.7 g	2.4 g	12.5 g
清酒 純米吟醸酒	99.8 g	102 kcal	4.2 g	2.5 g	12.0 g
ビール 淡色	100.8 g	39 kcal	3.1 g	0 g	3.7 g
ビール 黒	101.0 g	45 kcal	3.5 g	-	4.2 g
ビール スタウト	101.9 g	63 kcal	4.9 g	-	6.0 g
発泡酒	100.9 g	44 kcal	3.6 g	0 g	4.2 g
ワイン 白	99.8 g	75 kcal	2.2 g	2.2 g	9.1 g
ワイン 赤	99.6 g	68 kcal	0.2 g	0.2 g	9.3 g
ワイン ロゼ	100.2 g	71 kcal	2.5 g	2.5 g	8.5 g
紹興酒	100.6 g	127 kcal	5.1 g	-	14.2 g
焼酎 連続式蒸留(旧甲類)	95.8 g	194 kcal	0 g	-	27.8 g
焼酎 単式蒸留(旧乙類)	97.0 g	140 kcal	0 g	-	19.9 g
焼酎 泡盛	95.8 g	197 kcal	0 g	-	28.1 g

食品名	重量	エネルギー	利用可能炭水化物	糖類	アルコール
ウイスキー	95.2 g	223 kcal	0 g	-	31.8 g
ブランデー	95.2 g	223 kcal	0 g	-	31.8 g
ウオッカ	95.0 g	225 kcal	0 g	-	32.1 g
ジン	94.0 g	263 kcal	0.1 g	-	37.6 g
ラム	95.1 g	225 kcal	0.1 g	-	32.1 g
マオタイ酒	93.0 g	295 kcal	0 g	-	42.1 g
梅酒	103.9 g	161 kcal	21.5 g	-	10.6 g
合成清酒	100.3 g	108 kcal	5.3 g	-	12.3 g
白酒	121.0 g	286 kcal	58.7 g	-	5.9 g
薬味酒	109.3 g	198 kcal	29.3 g	-	11.6 g
キュラソー	105.3 g	336 kcal	27.8 g	-	32.1 g
スイートワイン	103.7 g	130 kcal	12.7 g	12.7 g	11.5 g
ペパーミント	112.0 g	336 kcal	42.1 g	-	24.0 g
ベルモット 甘口タイプ	104.7 g	158 kcal	17.2 g	-	12.7 g
ベルモット 辛口タイプ	99.5 g	112 kcal	3.0 g	3.0 g	14.3 g
缶チューハイ レモン風味	100.1 g	51 kcal	2.6 g	1.8 g	5.6 g

お茶・コーヒー類

食品名	重量	エネルギー	利用可能炭水化物	糖類
玉露	100 g	5 kcal	0.3 g	-
せん茶	100 g	2 kcal	0.3 g	-
かまいり茶	100 g	1 kcal	0.1 g	-
番茶	100 g	0 kcal	0.1 g	-
ほうじ茶	100 g	0 kcal	微量	-
玄米茶	100 g	0 kcal	0 g	-

食品名	重量	エネルギー	利用可能炭水化物	糖類
発酵茶 ウーロン茶	100 g	0 kcal	0.1 g	-
発酵茶 紅茶	100 g	1 kcal	0.1 g	-
コーヒー	100 g	4 kcal	0.8 g	0 g
コーヒー 缶コーヒー 無糖	100 g	3 kcal	0.5 g	-
コーヒー飲料 乳成分入り 加糖	102 g	39 kcal	8.5 g	-

その他の飲料

食品名	重量	エネルギー	利用可能炭水化物	糖類
甘酒	104 g	79 kcal	17.6 g	3.6 g
スポーツドリンク	101 g	21 kcal	5.2 g	-
炭酸飲料類 果実色飲料	102 g	52 kcal	13.1 g	-
コーラ	103 g	47 kcal	12.4 g	12.4 g

食品名	重量	エネルギー	利用可能炭水化物	糖類
サイダー	103 g	42 kcal	10.5 g	9.2 g
ビール風味炭酸飲料	100.5 g	5 kcal	1.2 g	-
なぎなたこうじゅ	100 g	0 kcal	微量	-
麦茶	100 g	1 kcal	0.3 g	-

ジュース類

食品名	重量	エネルギー	利用可能炭水化物	糖類	食塩相当量
トマトジュース 食塩添加	103 g	15 kcal	3.0 g	2.9 g	0.3 g
トマトジュース 食塩無添加	103 g	19 kcal	3.4 g	-	0 g
トマト ミックス 野菜ジュース食塩添加	103 g	19 kcal	3.8 g	-	0.2 g
トマト ミックス 野菜ジュース 食塩無添加	103 g	19 kcal	3.8 g	-	0 g
にんじん ジュース	103 g	30 kcal	6.9 g	6.0 g	0 g
野菜ミックスジュース 通常タイプ	100 g	21 kcal	3.7 g	3.1 g	0 g
野菜ミックスジュース 濃縮タイプ	100 g	36 kcal	6.8 g	5.5 g	0.1 g
アセロラ 10％果汁入り飲料	100 g	42 kcal	10.3 g	-	0 g
梅 20％果汁入り飲料	100 g	49 kcal	12.2 g	-	0.1 g
みかん ストレートジュース	103 g	46 kcal	11.2 g	9.4 g	0 g
みかん 濃縮還元ジュース	103 g	43 kcal	10.5 g	8.5 g	0 g
みかん 果粒入りジュース	100 g	53 kcal	13.1 g	-	0 g
みかん 50%果汁入り飲料	100 g	59 kcal	14.7 g	-	0 g
みかん 20%果汁入り飲料	100 g	50 kcal	12.4 g	-	0 g
バレンシアオレンジ ストレートジュース	103 g	46 kcal	10.2 g	9.1 g	0 g
バレンシアオレンジ 濃縮還元ジュース	103 g	47 kcal	11.3 g	7.9 g	0 g
バレンシアオレンジ 50%果汁入り飲料	100 g	46 kcal	11.0 g	-	0 g
バレンシアオレンジ 30%果汁入り飲料	100 g	41 kcal	10.1 g	-	0 g
グレープフルーツ ストレートジュース	103 g	45 kcal	10.5 g	9.0 g	0 g

食品名	重量	エネルギー	利用可能炭水化物	糖類	食塩相当量
グレープフルーツ 濃縮還元ジュース	103 g	39 kcal	8.9 g	7.9 g	0 g
グレープフルーツ 50%果汁入り飲料	100 g	45 kcal	11.0 g	-	0 g
グレープフルーツ 20%果汁入り飲料	100 g	39 kcal	9.7 g	-	0 g
シークヮーサー 10%果汁入り飲料	100 g	48 kcal	11.8 g	-	0 g
グァバ 20%果汁入り 飲料 ネクター	100 g	49 kcal	11.5 g	9.9 g	0 g
グァバ 10%果汁入り飲料	100 g	50 kcal	12.1 g	-	0 g
パインアップル ストレートジュース	103 g	47 kcal	11.3 g	10.2 g	0 g
パインアップル 濃縮還元ジュース	103 g	46 kcal	11.4 g	10.2 g	0 g
パインアップル 50%果汁入り飲料	100 g	50 kcal	12.1 g	-	0 g
パインアップル 10%果汁入り飲料	100 g	50 kcal	12.4 g	-	0 g
ぶどう ストレートジュース	103 g	56 kcal	14.3 g	14.3 g	0 g
ぶどう 濃縮還元ジュース	103 g	47 kcal	12.1 g	12.1 g	0 g
ぶどう 70%果汁入り飲料	100 g	52 kcal	12.8 g	-	0 g
ぶどう 10%果汁入り飲料	100 g	52 kcal	13.1 g	-	0 g
もも 30%果汁入り飲料 ネクター	103 g	47 kcal	12.1 g	12.2 g	0 g
りんご ストレートジュース	103 g	44 kcal	11.0 g	10.9 g	0 g
りんご 濃縮還元ジュース	103 g	48 kcal	11.8 g	10.6 g	0 g
りんご 50%果汁入り飲料	100 g	46 kcal	11.5 g	-	0 g
りんご 30%果汁入り飲料	100 g	46 kcal	11.4 g	-	0 g

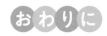

健康的な食べ方を身につけるには？

～栄養士・管理栄養士の皆さまへ～

日々の食事の内容や状況を
とらえるということ

　人々がなにをどのように食べているのかを把握することは、栄養士・管理栄養士の業務において非常に基本的かつ重要なことではないでしょうか。そして、この測定は、あらゆる栄養学研究の根幹をなすものでもあります。ところが、通常の生活を営む一般の人たちの普段の食事摂取状況を測定するのは非常に難しいことです。「食べる」という行為の複雑さを考えると、これはもっともなことでしょう。

　私たちは日々、異なる食品を、異なる時間に、異なる場所で、異なる組み合わせで、そして異なる調理法を用いて食べています。そのため、食事摂取状況というものは、たとえば身長や体重のような1つの測定値として表すことができません。私たちの「食」は、多数の因子が複雑に絡み合って構成される多面的なものとして存在しており、食事調査とはそれらをとらえようとする試みといえます。では、食事調査は現在どのように行われ、どんな課題があるのでしょうか。

ある食品を人が食べるとき、
その標準的な1回量のデータが必要

　食事調査を行う際にとても重要な要素として、1回摂取量（ポーションサイズ）があります。文字どおり「ある食品を食べたとき、その量はいくらか？」というものです。

　たとえば、前日あるいは過去24時間に摂取したものをすべて思い出してもらう24時間食事思い出し法では、ターゲットとする集団が摂取していると思われる食品について、網羅的なポーションサイズのデータが必要となります。また、食習慣を大雑把にたずねる食習慣質問票においても、各種食品・栄養素摂取量を算出するためには、少なくとも標準的なポーションサイズの情報が必要です。さらに、飲食したものを時間的に前向きに記録してもらう食事記録法においてさえ、参加者が食品の量を量ったり記録したりすることができなかった際には（もちろん、このようなことはよく起こります）、標準的なポーションサイズのデータが非常に有用となります。

　このようなわけで、欧米各国には、実際の食事データ（詳細な食事記録や24時間食事思い出し）をもとにしてまとめられたポーションサイズのデータベースが存在します。たとえばイギリスには、『Food Portion Sizes [3rd ed.]』（Food Standards Agency. 2001. London: The Stationery Office）という書籍があります。一方日本では、この種のデータベースは、少なくともわれわれが本書のもととなる研究に着手した2020年頃には存在しませんでした。

世界における食事調査の潮流と
日本の国民健康・栄養調査との違い

　ポーションサイズの写真データベースの重要性は、近年特に高まっているといえます。なぜなら、2回以上の24時間食事思い出し法+食習慣質問票という組み合わせが世界における（個人レベルの）食事調査の潮流となっているからです。たとえばアメリカの全国食事調査[1]は、20年以上前（2003年）からすでにこのような形式です。また、伝統的に秤量食事記録法を用いてきたイギリスでも、2019年からはオンラインの自記式24時間食事思い出し法を用いています[2]。さらに、ヨーロッパ諸国は全体として、国家間での比較や方法論の標準化がしやすいといった理由で、24時間食事思い出しの使用を推進しています[3]。韓国[4]やオーストラリア[5]も同様です。

　一方、日本の国民健康・栄養調査[6]では世帯単位の1日間の食事記録が現在でも使用されています。世界中の論文に日常的に触れている栄養学研究者にとって、この状況はとても奇妙なものに映ります。

本書のもととなった研究で
日本人がよく食べる食品と1回量を明らかに！

　このような学術的背景（および日本人としての危機感）のもと、著者らは本書のもととなった研究を行うことにしました。詳細は学術論文[7]としてまとめられていますので、ここではごく簡単に概要を説明します。

　ポーションサイズのデータベースを作るには、「できるだけたくさんの人が、実際に食べた個々の食品や料理の量をできるだけ詳しく記録したデータ」が必要です。著者らの研究では、研究室が所有する既存のデータセットである、2002年から2003年にかけて252人の日本人男女が各季節に4日間（平日3日間、土日祝日1日間）行った食事記録（合計16日間）と2013年に392人が行った4日間の食事記録（勤務日3日間、非勤務日1日間）を用いました。どちらの調査でも参加者にクッキングスケールをお渡しし、食べたり飲んだりしたものの量をできる限り計量するようにお願いしました。

　合計で5512日分のこの食事記録データは、約30万行のエクセルシートからなる膨大なものです。その中に登場する一つ一つの食品および料理にコードをつけたところ、1591の食品と371の料理があることがわかりました。これらは「日本人が日常的に食べているものの（かなり）網羅的なリスト」と考えることができます。でも、この中には「滅多に食べられることのないような特別な食品」も数多く含まれているはずです。時間や資源が無限にある状況であれば、これらすべてについてポーションサイズのデータを作るのもよいでしょ

うが、研究は現実世界でなされる営みであり、限りある時間や資源を最大限に有効活用する方向に進められるべきです。

そこで著者らは、「日本人がよく食べている食品や料理についてのみ、ポーションサイズの写真データベースを作ろう」と考えました。よく食べている食品や料理は、①登場回数、②摂取重量、③総エネルギー摂取量への寄与率、という3つの基準のそれぞれで上位100位までに入るものとしました。これにより、300の食品および300の料理が選定され、重複を除くと172の食品と137の料理が残りました。 次に、これらから、①通常はそのままでは食べないもの(例:小麦粉)、②食品の写真がなくても量の推定ができるもの(例:ゆで卵)、③食品の写真がなくても計量スプーンなどの写真があれば量の推定ができるもの(例:みりん)、④より一般的な、ほかの食品にまとめられるもの、⑤雑多すぎるもの、のうちのいずれかに当てはまるものを除外しました。

その結果、52の食品と96の料理(以下、食べ物と呼びます)が残りました。その後、同じ食べ物でも異なる写真を撮るべきもの(たとえば、手作りの焼きそばとカップ焼きそば)などを考慮し、最終的に209種の食べ物の写真を撮ることとしました。

「本書の構成と見方」(p.6、p.9)でも述べている

ように、写真には ❶ 一定の形や量が決まっていない料理と ❷ 輪郭がはっきりとしている食品の2種類があります。❶ における量の設定は、これまで説明してきた食事記録データにおけるポーションサイズの分布を見て、5パーセンタイル値と95パーセンタイル値を決定し、それぞれを最小の量(1番目の写真)と最大の量(7番目の写真)としました。そして、2〜6番目の量(写真)は、両者(1番目と7番目)の間を均等な割合で量が増えていくように決めました(p.8)。

この写真データベースに含まれる食品のうち、いくつかの代表的な食品については、科学的に検証し、ある程度、量の推定に使用できる、という研究結果もすでに得られています[8]。 次の学術的ステップは、本書で示した食べ物の写真データベースを組み込んだ新規食事調査ツールを開発することであると著者らは考えています。

栄養士・管理栄養士に期待したいこと

「はじめに」(p.4)でも書かれているように、本書は、栄養士・管理栄養士の主要な業務である食事指導や食事アセスメント、献立作成などに非常に有用でしょう。でも、様々な情報があふれかえる現代においては、それだけにとどまらないとも思うのです。

現代社会においては、栄養や食に関する科学

的情報を利用することは、栄養士・管理栄養士を中心とした食や栄養の専門家の特権ではありません。あらゆる情報は、インターネットを中心として、誰にでもアクセスできる形で存在しています。また、誰もが自由に「食や栄養の専門家」であると自称することも可能です。つまり、誰もが食や栄養に関して（正しいものであれ誤ったものであれ）情報を拡散できるのです。

　事態は深刻であることを、少なくともいくつかの研究は示唆しています。 column3 (p.148)で示したように、日本語で書かれた1703個の食事と栄養に関するオンライン情報を分析した研究によると、その多くは、①編者や著者を明記していない（54％）、②広告を含んでいる（58％）、③参考文献がない（60％）、という問題があるようです[9]。つまり、ネット上は科学をもとにしていない食事と栄養に関する怪しげな情報にあふれているのです。

　さらに、20～79歳の日本人5998人を対象とした調査[6]では、最も頻繁に使用される栄養や食事についての情報源はテレビ（32.9％）とウェブ検索（22.2％）でしたが、これら2つの情報源の使用は、フードリテラシー（ column1 p.36参照）とも食事の質（ column2 p.42参照）とも関連していませんでした。つまり、テレビやウェブ検索から栄養や食事についての情報を得ている人のフードリテラシーや食事の質は必ずしも高くないということです。

もう少し拡大解釈すると、テレビやウェブ検索から得られる栄養や食事についての情報は有益ではない可能性が高い、ともいえそうです。

　この研究で明らかになったことはまだあります。栄養士・管理栄養士は、一般の人々（栄養・健康関連以外の職業の人々）より、フードリテラシーも食事の質も高かったのです[7]。さらに、栄養士・管理栄養士は一般の人々よりも、行政など特定のウェブサイトおよび本・雑誌を利用する傾向がある一方で、テレビおよび動画サイトを利用しない傾向にありました[10]。この結果は、栄養士・管理栄養士は、フードリテラシー、食事の質および食や栄養に関する情報の扱い方のいずれにおいても、一般の人々をより適切な方向に導いていく責任があり、その資質も十分にある、ということを示唆するものではないでしょうか。

健康的な食べ方の鍵は？
注目されるフードリテラシー

　 column1 (p.36)でも触れたように、現代社会における総死亡のかなりの割合（22％）を説明すると考えられる不適切な食事摂取を改善していくことは世界的な喫緊の課題です。それに伴って、食事の質に関連するより重要な（修正可能な）因子を解明しようと世界中の研究者が日々努力を重ねています。その中で大きな注目が集まっているのが

図 フードリテラシーおよびその他の主要な因子と1日全体の食事の質との関連
~20~79歳の日本人5998人を対象とした横断研究[11]~

フードリテラシーのスコアをもとに参加者を4群に分けた上で、下位25%（1499人）と比べたときの食事の質スコアの差を25~50%群（1514人）、50~75%群（1474人）および上位25%群（1511人）のそれぞれについて示している。年齢や性別などのその他の主要な因子についても同様に、それぞれの基準群と比べたときの食事の質スコアの差を示している。1日全体の食事の質の評価には健康食インデックス（Healthy Eating Index）を用いた（100点満点）。調整変数は以下のとおり：年齢、性別、体重状態、教育歴、世帯収入、雇用形態、婚姻状態、居住形態、慢性疾患の有無、喫煙状況、栄養・健康関連の職種、健康的な食べ方への動機づけスコア。エラーバーは95%信頼区間。

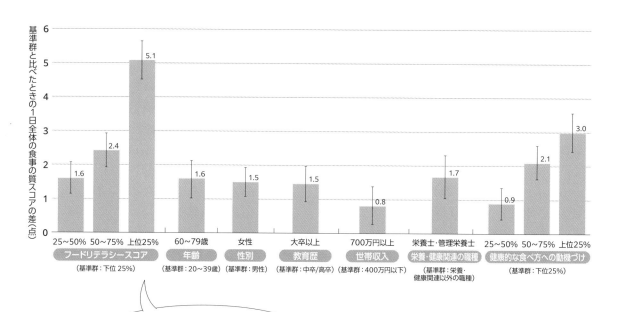

244

フードリテラシー、すなわち「食を計画、管理、選択、準備、摂取するために必要な、相互に関連した知識、スキル、行動の集まり」です。

というのも、 図 に示すように、フードリテラシーは食事の質ととても強く関連するだけでなく、その関連の強さが、従来から食事の質に関連すると考えられている主要な因子（年齢、性別、教育歴、世帯収入、栄養・健康関連の職種、健康的な食べ方への動機づけ）を大きく上回ることがわかってきたからです[11]。

本書に書かれている内容はまさしくフードリテラシーをはぐくむ素材です。読者の皆さまには、ご自身のフードリテラシーだけでなく、皆さまの身近にいる人たちや社会全体のフードリテラシーも高めるべく、本書を最大限に活用していただければ幸いです。

村上健太郎

参考文献

1) Centers for Disease Control and Prevention. National health and Nutrition Examination Survey. https://www.cdc.gov/nchs/nhanes/index.htm
2) GOV.UK. National Diet and Nutrition Survey. https://www.gov.uk/government/collections/national-diet-and-nutrition-survey.
3) Rippin HL, Hutchinson J, Evans CEL, et al. National nutrition surveys in Europe: a review on the current status in the 53 countries of the WHO European region. Food Nutr Res 2018;62:1362.
4) Oh K, Kim Y, Kweon S, et al. Korea National Health and Nutrition Examination Survey, 20th anniversary: accomplishments and future directions. Epidemiol Health 2021;43:e2021025.
5) Australian Bureau of Statistics. National Nutrition and Physical Activity Survey. https://www.abs.gov.au/participate-survey/household-survey/national-nutrition-and-physical-activity-survey
6) 厚生労働省. 国民健康・栄養調査. https://www.mhlw.go.jp/bunya/kenkou/kenkou_eiyou_chosa.html
7) Shinozaki N, Murakami K, Asakura K, et al. Development of a digital photographic food atlas as a portion size estimation aid in Japan. Nutrients 2022;14:2218.
8) Shinozaki N, Murakami K. Accuracy of estimates of serving size using digitally displayed food photographs among Japanese adults. J Nutr Sci 2022;11:e105.
9) Murakami K, Shinozaki N, Kimoto N, et al. Web-based content on diet and nutrition written in Japanese: infodemiology study based on Google Trends and Google Search. JMIR Form Res 2023;7:e47101.
10) Murakami K, Shinozaki N, Okuhara T, et al. Prevalence and correlates of dietary and nutrition information seeking through various web-based and offline media sources among Japanese adults: web-based cross-sectional study. JMIR Public Health Surveill 2024;10:e54805.
11) Murakami K, Shinozaki N, Okuhara T, et al. Self-perceived food literacy in relation to the quality of overall diet and main meals: a cross-sectional study in Japanese adults. Appetite 2024;196:107281.

謝 辞

本書のイラストとデザインを担当してくださった門松清香様、ならびに写真撮影の技術指導をしていただいた写真家の今清水隆宏様に、心から感謝申し上げます。また、東京大学大学院医学系研究科社会予防疫学分野の佐々木敏先生、嶺佳華様、木元奈々様には、充実した研究環境と温かなサポートを提供していただき、深く感謝いたします。最後に、一般社団法人日本人間健康栄養協会の政安静子様、全国の調査担当栄養士の方々、そして研究参加者の皆さまに、食事調査へのご協力に対する感謝の意を表します。

篠崎奈々　村上健太郎

食品名索引

写真データ作成●篠崎奈々　村上健太郎

栄養データ作成●篠崎奈々

写真・栄養データの見方・各食品の紹介●篠崎奈々

⎯調査から⎯・⎯注意⎯●p.33、193　篠崎奈々／左記以外　村上健太郎

⎯column1⎯〜⎯column6⎯●村上健太郎

校正●くすのき舎

p.23の食パンおよびmemoの写真●川上隆二　堀口隆志　松園多聞

ブックデザイン・イラスト●門松清香

著者

篠崎奈々 しのざき なな

東京大学大学院医学系研究科

公共健康医学専攻　社会予防疫学分野　助教

お茶の水女子大学生活科学部を卒業後、東京大学医学部附属病院と西東京中央総合病院で管理栄養士として勤務。その後、東京大学大学院医学系研究科公共健康医学専攻に入学し、健康科学・看護学専攻博士後期課程を修了。同大学院医学系研究科栄養疫学・行動栄養学講座の特任助教などを経て、2024年4月より現職。公衆衛生学修士、博士（保健学）。専門分野は公衆栄養学、食事調査法、栄養疫学、行動栄養学。趣味は登山と油絵。好きな食べものはあんことかぼちゃ。

FOOD&COOKING DATA

食べもの重量早わかり

2024年 5 月30日　初版第 1 刷発行

2024年10月20日　初版第 2 刷発行

発行者●香川明夫

発行所●女子栄養大学出版部

〒170-8481　東京都豊島区駒込3-24-3

電話●03-3918-5411（販売）　03-3918-5301（編集）

Webサイト●https://eiyo21.com/

印刷・製本●中央精版印刷株式会社

・乱丁本・落丁本はお取り替えいたします。

ISBN978-4-7895-0232-0

村上健太郎 むらかみ けんたろう

東京大学大学院医学系研究科

公共健康医学専攻　社会予防疫学分野　教授

北海道大学教育学部卒業後、日本学術振興会海外特別研究員（派遣先：英国アルスター大学）、東京大学大学院医学系研究科公共健康医学専攻社会予防疫学分野助教、同研究科栄養疫学・行動栄養学講座特任教授などを経て、2023年8月より現職。博士（食品栄養科学）。専門は公衆栄養学、食事調査法、栄養疫学、行動栄養学で、発表した英語論文は170編以上（筆頭100編以上）。著書に『基礎から学ぶ栄養学研究』（建帛社、2022年）がある。趣味は知らない場所を走ること。好きな食べものは栗と干し芋。